医科文书写作与处理

YIKE WENSHU XIEZUO YU CHULI

王　斌　陈小卡　朱毅琼◎主编

WRITING

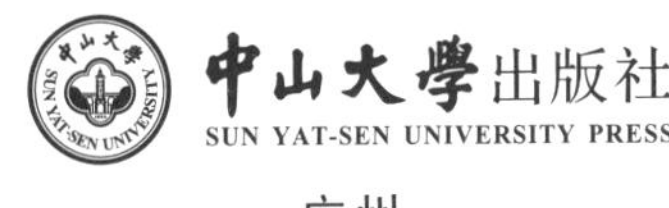

·广州·

图书在版编目（CIP）数据

医科文书写作与处理/王斌，陈小卡，朱毅琼主编．—广州：中山大学出版社，2022.9

ISBN 978－7－306－07508－6

Ⅰ．①医…　Ⅱ．①王…　②陈…　③朱…　Ⅲ．①医院—公文—写作　Ⅳ．①R197.32

中国版本图书馆CIP数据核字（2022）第161521号

YIKE WENSHU XIEZUO YU CHULI

出 版 人：王天琪
策划编辑：徐　劲　邓子华
责任编辑：邓子华
封面设计：曾　斌
责任校对：林　峥
责任技编：靳晓虹
出版发行：中山大学出版社
电　　话：编辑部 020－84110283，84113349，84111997，84110779，84110776
　　　　　发行部 020－84111998，84111981，84111160
地　　址：广州市新港西路135号
邮　　编：510275　　传　　真：020－84036565
网　　址：http：//www.zsup.com.cn　E-mail：zdcbs@mail.sysu.edu.cn
印 刷 者：广州市友盛彩印有限公司
规　　格：787mm×1092mm　1/16　12.75印张　315千字
版次印次：2022年9月第1版　2022年9月第1次印刷
定　　价：58.00元

前　　言

近年来，医科单位的工作日益紧张：医科院校的学制、学时较长；医院工作紧张；社会对医药、医疗设备、医学技术及用品的需求日益紧迫，使医科科研机构的工作量不断增大；公共卫生管理机构的工作强度持续加大；医疗卫生管理机构的工作量亦大增。与此同时，医疗卫生领域与社会各领域的交集越来越多。医患关系、公共卫生事业及防疫工作的常态管控与紧急事态处理，以及各种医疗卫生相关事项使医科单位的文书使用量大增。繁忙的医科单位工作人员需要一本简易、实用且具有医科特点的公务文书类图书作为参考。故而，我们编写本书。

医科文书既属于公文，又具有医科的特征。本书中提及的医科文书包括医科单位使用的公文，而且公文是医科文书的主体。医科文书精细、务实的专业特点，由医科工作的性质决定。医科单位人员的工作关乎生命健康，实用、便捷、明快、简要是医科文书的行文风格与办文作风。医科单位一线的工作人员除需要了解医科的文书格式特点外，还需要在日常工作中进行医科文书的写作与处理。本书面向医科单位人员，向他们介绍医科文书的体裁、写法和处理方式，可作为医科单位人员行文、办文的参考书。

目　　录

第一章　医科文书

医科文书是医科单位人员在医科单位内通用的文书，是在医科单位公务活动中形成、使用并主要为行政管理服务的特有的文章形式。医科文书属于公文类别，并带有医科公务文书的特征。

第一节　医科文书与公文

医科文书包括医科单位使用的公文，而且公文是医科文书的主体。进行医科文书写作与处理，不仅需要参照国家公文写作与处理的相关法规及具体办法，还要兼顾医科的专业特点。

一、医科文书与公文的关系

（一）关于公文

公文是机关、团体、企事业单位等社会组织在公务活动中形成的具有法定效力和规范体式的书面文件。

（二）文书、公文与文件的定义及相互关系

文书、公文、文件既相互关联，又各有特点。

1．文书

文书是指社会组织或个人在各自活动中用来记录和传递信息的书面文字材料，包括私人文书和公务文书两大类。所有的文书都可以称之为文件。迄今，文书仍然是一种主要的记录信息和办事的工具。医科文书属于公务文书。

2．公文

公文是社会组织在处理公务过程中形成的书面文件，即公务文书。医科文书是医科的公务文书。医科文书的制作和处理可参照公文制作和处理的程序要求，在格式构成方面要严格遵守国家公文处理法规。秘书工作者在日常公务活动中的大量工作内容，是拟制、处理和管理公文。医科文书是应用于医科单位内部或与医科活动相关的文书，性质上属于公文。

3．文件

文件是指组织或个人在各种活动中直接用文字或图像在各种载体上形成的信息记录材料。文件的来源十分广泛，类型多种多样，其载体形式除纸张外，还有胶片、磁盘、光盘等许多种类，并有不同的记录方式。医科文书的特性与文件的属性交叠。

二、医科文书与公文的特点

医科文书与公文的特点如下。

（一）法定作者

医科文书与公文一样，由法定作者制成和发布。法定作者是指依法成立并能以自己的名义行使职权、承担义务的社会组织或代表组织的领导人。法定作者包括依法设立的各类社会组织和社会组织的法定领导人。为证实公文作者的法定地位和身份，表明公文的法定效用，各机关在制发公文时必须标明法定作者，即加盖发文机关的印章或写明领导人职务和姓名。

（二）法定权威性

医科文书与公文一样，有法定权威性。法定权威性是指在一定时间与空间范围内对受文者的行为产生的指挥、协调、约束等强制性作用的总和。这种强制性作用来自文书作者的法定地位及职权范围。医科文书与公文的内容均为发文机关职能的反映，代表制发单位的职权范围，因此，出自各种规模、级别组织的公文都具有法定权威性。

（三）时效性

医科文书与公文一样，在现实公务活动中发挥的指挥、协调、约束等强制性作用均为现行效用，即具有时效性。

（四）严格规范

医科文书与公文一样，是管理活动中发布或使用的书面信息工具，从形式到内容都体现制发单位的职权和地位，是制发单位的象征。同时，由于医科文书如同公文需要在各种范围内传递、运转和处理，因此，必须具有既能全面体现其权威性、严肃性、规范性，又便于人们识别、接收和处理的外观形式。

（五）特定处理程序

医科文书与公文一样，从形成到承办处理要经过一个过程，在此期间会流转于不同的部门，传递在不同岗位的工作人员手上。为保证文书在制作、传递、处理等过程中准确、及时，有专门规定的拟制和办理的一系列程序，要求各个单位在文书处理过程中严格按照程序和规则办事，确保公务活动的正常进行。

三、作用

医科文书的作用主要包括领导与协调、规范与约束、联系与知照、宣传与告诫。

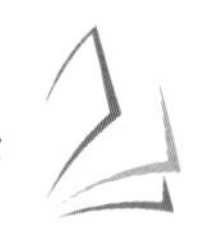

第二节　医科文书的分类、文种及如何选择使用

医科文书属于公文，可参照公文的分类方法与文种方式进行分类与界定。

一、分类

（一）按照适用范围划分

1. 通用医科文书

通用医科文书是指医科单位在管理活动中对外制发、传递和办理的公文。广义上，通用公文包括党政机关、团体、企事业单位在日常管理行为中对外制发的各种文件，如命令、决定、决议、通知、通报、请示、报告等。通用公文具有规范的名称、标准的格式、相应的适用范围和行文规则。

2. 专用医科文书

专用医科文书是指医科单位的一些专业部门和系统内部根据特定工作内容和要求制作的医科文书。

（二）按照来源划分

1. 发文

发文是指本单位制作并对外发出的文书。发文有两种：一种是发往外部单位的文件，另一种是发至本单位内部机构的文件。

2. 收文

收文是指本单位收到的由外部单位制发的文书。具体写作与处理可按公文要求进行。

（三）按照行文方向划分

1. 上行文

上行文是指下级机关向所属上级机关报送的文书。

2. 下行文

下行文是指上级机关向所属下级机关制发的文书。

3. 平行文

平行文是指同级机关或不相隶属的机关之间相互发送的文书。

（四）按照涉密程度划分

1. 保密文书

保密文书，指根据文件内容划定秘密等级的文件。目前，我国的保密文件分为绝密、机密、秘密三个级别。

保密文书在一定时期内需要限制阅读范围，并由专人负责处理和保管。

2. 内部医科文书

内部医科文书，指限于医科单位在管理活动中对外制发范围内使用的文书，其内容虽不涉及国家秘密，但含有单位和系统内部的情况、数据等，因而不宜向社会公开。

3. 限国内公开的医科文书

限国内公开的医科文书，指内容虽不涉密，但不宜向国外公布，而仅于国内公布的文书。

4. 对外公开的医科文书

对外公开的医科文书，指内容不涉密，可直接对国内外发布的文书。通过报刊发布的法律、法规、公告和公报等，即属于此类文书。

（五）按照办理时限划分

1. 特急件

特急件即指内容特别重要且特别紧急，必须以最快的速度优先传递、处理的文书。

2. 急件

急件即指内容重要且紧急，要求迅速传递、处理的或必须在规定的时限内办理完毕的文书。

3. 平件

平件即指无保密和时限方面的特殊要求，按照工作常规传递、处理的文书。

（六）按照公文的载体划分

1. 纸质文书

纸质文书即指以纸张为载体的文件，是迄今文书的主要形态。

2. 电子文书

电子文书即指借助于计算机和网络系统生成、传递和处理的文书。随着科技的进步和电子政务系统的完善，电子文书的数量大大增加。

二、医科文书文种及其用途

在此参照公文规范界定医科文书文种及其用途。

（一）关于医科文书文种的分类

医科文书文种可参照公文类别进行分类。参照《党政机关公文处理工作条例》第八条的规定，我国现行法定公文文种共有 15 种，医科文书文种亦可照此划分。医科文书文种及其适用范围如下所述。

（二）医科文书文种

1. 章程

章程即规定包括医科单位在内的某个组织的性质、任务、组织成员、组织结构和活

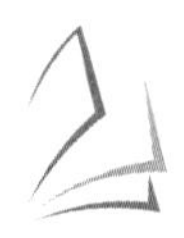

动规则的文书。在制发程序上，章程必须经本组织代表会议或全体会议表决通过方能生效。

2. 条例

条例即对某一方面的工作做出比较全面、系统的规定时使用的文种。

3. 规定

规定即对某一方面工作的范围、原则、标准等做比较具体的限定时使用的文种。

4. 办法

办法即包括医科单位在内的各类机关对某项工作所涉及的对象、原则、程序、方法等做具体规定时使用的文种，使用范围较广。

5. 细则

细则即包括医科单位在内的行政管理机关对法律、条例涉及的事项做详细规范时使用的文种。

6. 制度

制度即包括医科单位在内的各类单位对某项工作或活动的规则做具体规定时使用的文种，如《×××医院人事管理制度》等。

7. 决议

决议适用于会议讨论通过的重大决策事项。

8. 决定

决定适用于对重要事项做出决策和部署、奖惩有关单位和人员、变更或者撤销下级机关不适当的决定事项。

9. 命令（令）

命令（令）适用于公布行政法规和规章、宣布施行重大强制性措施、批准授予和晋升衔级、嘉奖有关单位和人员，如《中华人民共和国国务院令第517号》：“《护士条例》已经2008年1月23日国务院第206次常务会议通过，现予公布，自2008年5月12日起施行。”

10. 公报

公报适用于公布重要决定或者重大事项。

11. 公告

公告适用于向国内外宣布重要事项或者法定事项。

12. 通告

通告适用于在一定范围内公布应当遵守或者周知的事项。

13. 意见

意见适用于对重要问题提出见解和处理办法。

14. 通知

通知适用于发布、传达要求下级机关执行和有关单位周知或者执行的事项，批转、转发文书。

15. 通报

通报适用于表彰先进、批评错误、传达重要精神和告知重要情况。

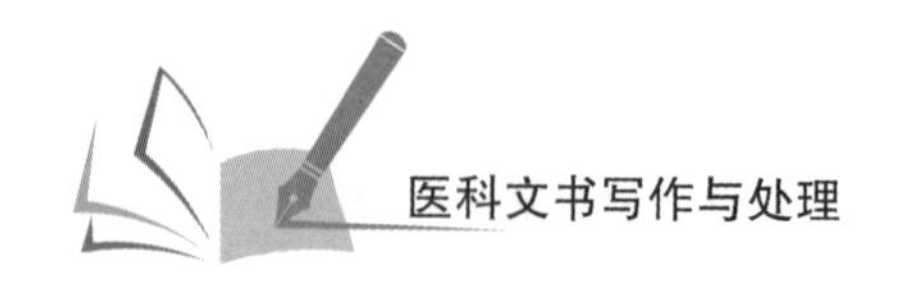

16. 报告

报告适用于向上级机关汇报工作、反映情况，回复上级机关的询问。

17. 请示

请示适用于向上级机关请求指示、批准。

18. 批复

批复适用于答复下级机关请示的事项。

19. 议案

议案适用于提请审议事项。

20. 函

函适用于不相隶属机关之间商洽工作、询问和答复问题、请求批准和答复审批事项。

21. 纪要

纪要适用于记载会议主要情况和议定事项。

22. 计划

计划通常指机关、团体、企事业单位针对今后一段时间的工作或活动所做的部署和安排，对日常工作具有指导意义。计划可按照针对时间、包含内容等进行多种角度的分类。

23. 总结

总结是对以往某项工作或某一阶段工作的回顾和评价，用以作为今后工作的指导。

24. 会议记录

会议记录是在会议过程中由记录人员对发言、讨论、表决等情况所做的现场文字记载，是重要的原始文件。

25. 大事记

大事记是对一个单位、一个行业或一个地区大事要事的简明记载，如《××市医疗卫生工作大事记》。

26. 简报

简报是各单位简要报道工作情况、交流重要信息的常用文书文种。

27. 调查报告

调查报告是针对现实中出现的较重大的问题，为了解情况、澄清事实、制定政策措施、总结典型经验，指定专人或派出调查组，深入实际调研后写成的书面报告。

三、如何正确选择使用文种

制发文件时，根据本单位实际工作正确地选择文种，对准确体现文书的意图和权威性、妥善地处理文件、保证文书效用，具有重要的意义。熟悉常用文书的种类、性质、用途，才能选择正确的文种。

（一）按照规定选择文种

制发文书时必须按照规定选择文种。例如，表扬先进或批评不良现象，要使用“通

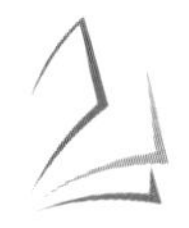

报”，不能使用“通告”或“通知”；请求上级给予指示或批准，要选用“请示”，不能使用“申请”或“报告”。

（二）根据工作关系选择文种

上行文、下行文、平行文分别反映各机关及单位间的行文关系。制发文书时，要根据对方与本机关的工作关系选择文种。例如，本机关向上级机关反映情况，要使用“报告”；向与本机关无隶属关系的机关联系或询问有关事项，应使用“函”。

（三）根据本机关权限选择文种

一些通用文种有一定的使用权限。例如，“命令”只有县级以上国家机关才能制发；“公告”是由国家权力机关、行政机关及领导人制发的公布重要事项的文书，一般的企事业单位公布事项不应该使用“公告”。但是，在现代开放性社会中，对于一些涉及千家万户的大众利益的问题，医科文书仍使用“公告”，不过极少使用。一般而言，对外行文只能根据自己的职权范围，选择适宜的文种。超越发文机关权限的行文是无效公务文书。

第三节　医科文书草拟者及阅文者

医科文书作为公务文书，与公文一样，其作者是医科文书所代表的发文机关及其法人，一般被称为法定作者。医科文书草拟者须按照发文机关行使职能的需要，或者根据机关领导人的授意，草拟医科文书文稿。

一、医科文书草拟者

（一）医科文书草拟者的工作任务

草拟医科文书并非个人行为，而是一种受命作文的行为。从医科文书草拟者承担的拟稿任务的来源来看，无论何种医科文书，均为针对现实工作中已经出现或即将出现的实际问题，根据领导授意而草拟。医科文书内容并非草拟者个人的思想观念、情感要求、研究成果、意志主张的反映和表达，而是代表发文机关部门的主张。这种主张对收文机关的行为具有法定的强制力。收到医科文书的有关机关，必须依照文书内容的要求，在规定的时空范围内予以办理、执行或反馈答复。

医科文书草拟者实际上是一种代言作者。其由被代言者指定，参与文稿的草拟活动。这种特定的身份，要求医科文书草拟者必须熟知发文机关单位领导意图，了解医科文书草拟的各项规范，善于将领导者决策的内容和机关单位的主张准确无误地转化为文字，辅助领导实现各项管理职能。

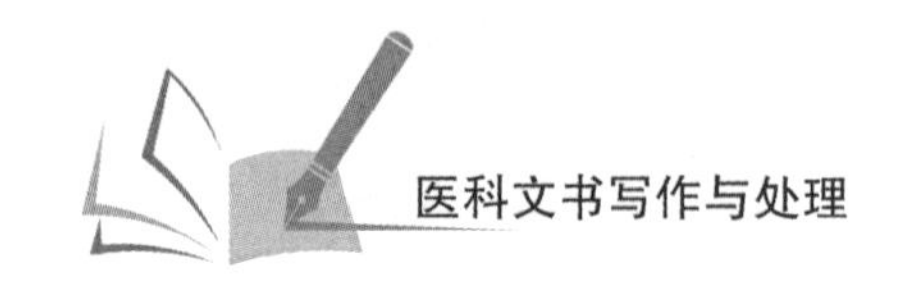

（二）医科文书草拟者的修养

医科文书草拟者要有多方面的修养。

1. 理论政策方面的修养

医科文书草拟者要具有掌握和研究理论政策的能力。

2. 思想品德方面的修养

医科文书草拟者要具有较高的思想品德修养及良好的职业道德操守。

3. 业务知识方面的修养

业务知识方面的修养是衡量医科文书草拟者素质的基本标准。医科文书草拟者一定要加强业务知识的学习，并具有较强的对业务知识的学习能力，熟悉工作单位的性质、职责及业务工作的相关知识；而且要不断加强包括公文在内的医科文书所涉及的业务知识的学习和积累，了解医科行业规范，熟悉医科行业术语；能够不断补充学习各种新知识、新理论、新法规，进行知识更新，了解形势。

4. 应用文体知识方面的修养

医科文书通过相应的文体和恰当的书面语言表达文书所要表达的意图。因而，医科文书草拟者必须具备应用文体知识方面的修养，熟悉所使用的文体，熟知医科文书的基本表达方式和不同文种的特殊表达要领。书面语言的表达质量也至关重要。医科文书草拟者必须熟悉医科文书语言的特有要领，做到准确规范、庄重严谨、简洁明了。

（三）医科文书草拟者的基本能力

1. 调查分析的能力

医科文书草拟者要具备较强的调查分析能力，能够根据领导意图和文书写作要求，有效地开展调查研究工作，迅速获取资料，了解事实真相，揭示事物的特征和事情的性质，具有预见工作进展的能力。

2. 信息处理的能力

医科文书草拟者只有通过调查研究与日常观察和分析，才能够获取大量信息资料。其对信息还要进行必要的综合分析、加工剪裁、合理取舍，确保信息材料的真实、准确、典型、新鲜。此外，医科文书草拟者必须具备较强的计算机信息处理能力，善于快捷高效地处理各种公务信息。

3. 文字表达的能力

医科文书草拟者要具备出色的书面语言表达能力，能够在领会上级意图的基础上，以准确、简洁、庄重、朴实、得体的书面语言快速、完美地表达领导的意图，写出规范的文书文稿。

（四）医科文书草拟者的思考角度

医科文书草拟者要站在领导者的角度导思考问题；要站在理论和政策的高度考虑问题；要站在全局和整体的角度考虑问题；要站在预见性的角度考虑问题；要站在符合实际的角度考虑问题，即医科文书提出的政策、措施、办法要具有可操作性。

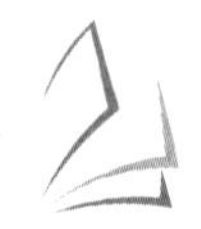

二、医科文书阅文者

医科文书阅文者是发文机关根据发文目的、所用文种和文书具体内容确定的，而且大多具有明显的限定性。因此，医科文书草拟者必须了解医科文书阅文者的医科文书阅读活动情况。因而，发文机关必须明确本机关与收文机关之间的相对关系，选择恰当的文种，运用得体的语气，确保思想内容、表达方式、专用术语等各方面符合特定的要求。

第四节　医科文书写作的基本过程与方法

草拟一篇医科文书前，要先了解明确的目的、限定的内容、特定的阅读对象、严格的格式规范、确切的完成时间等要求，遵循医科文书写作的基本步骤。

一、领会意图

撰写医科文书须按照文书草拟单位及其领导的意图进行。接受拟稿任务后，医科文书草拟者要准确领会领导的意图。这既有助于医科文书主题的提炼和确定，又有助于文种的正确使用。

二、收集资料

撰写医科文书需要广泛收集资料。这是确保医科文书内容真实可靠的物质基础。收集资料要根据医科文书主题的要求。除了围绕主要观点收集和选择资料，还要保证收集的资料真实、准确、新鲜、典型，且能够反映事物的基本特征。

三、完成总体构思

对于如何表达一篇医科文书的主题思想，医科文书草拟者必须有总体构思。其中包括确定基本内容，明确全文分为几个部分，确定全文的表达顺序。总体构思的结果用文字形式反映出来，就是提纲。提纲的拟写，可以根据文稿内容的复杂程度或医科文书草拟者的写作习惯处理。

四、草拟医科文书

草拟医科文书是医科文书起草过程的核心步骤。在这一阶段医科文书草拟者要运用所收集的材料，完成对医科文书主题及领导意图的阐述。注意事项如下。

（一）注重时效

医科文书有很强的时效性，要在做好前几项工作后抓紧拟稿，按时结稿。

（二）落实会商

医科文书内容涉及其他单位时，主办部门要主动协商，协办部门应积极配合，双方取得共识后才能对外行文。若有分歧，主办部门负责人应出面协调；仍然不能取得一致意见时，主办部门可以列明各方理由，提出意见，并与有关部门会签后报请上级部门裁定。

（三）材料与观点要统一

严格掌握所使用材料的标准，材料要支持观点，绝不能出现材料与观点相互矛盾的情况。

（四）规范

撰写医科文书要使用规范的发文稿纸，准确填写稿纸首页。要注意文面规范，可借助办公软件来保证文书格式规范划一。

五、加工修改文稿

医科文书草拟者完成草稿后，还要高度重视加工修改。

（一）通过加工修改提高文稿质量

医科文书草拟者应反复研究修改文稿，以提高文稿的准确性，使文稿更明晰、简练。

（二）加工修改的范围

对文稿的加工修改，包括从内容到形式的修改。

1. 检视文稿的思想内容

主要看文稿是否符合国家政策法规及领导意图；表达是否准确、鲜明、深刻、集中；内容是否有新意，与上级机关的指示规定和实际情况是否吻合，是否自相矛盾。还要看观点与主题关系是否一致，观点是否正确。要对文稿中使用的一切材料进行认真核实，材料不能相互冲突。注意客观事实和统计数据的对应关系，切勿使用过时的数据来说明已经变化的实际情况。

2. 推敲文稿的表达形式

检查结构是否完整、合理、严密，重点是否突出，层次是否清楚，转折、过渡是否自然。检查语言是否准确、简练、顺畅，是否符合语法规范，语气是否得体，标点符号是否正确、规范、恰当。

××医科大学发文稿纸样式见图1－1。

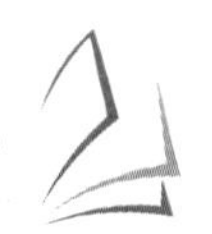

××医科大学发文稿纸

发第　　　　号（日期　　　　）　　　缓急　　　　　密级

<table>
<tr><td colspan="2">签发：</td><td>会签：</td></tr>
<tr><td colspan="3">主送：</td></tr>
<tr><td colspan="3">抄送：</td></tr>
<tr><td>拟稿单位：</td><td>拟稿：</td><td>核稿：</td></tr>
<tr><td>印刷：</td><td>校对：</td><td>份数：</td></tr>
<tr><td colspan="3">附件：</td></tr>
<tr><td colspan="3">标题：</td></tr>
<tr><td colspan="3">正文：</td></tr>
</table>

图1－1　××医科大学发文稿纸样式

第五节　如何写出符合要求的医科文书

医科文书的规范要求，是指要符合医科文书的主题、材料、结构、语言方面的基本要求。

一、医科文书主题的确定

医科文书主题是指医科文书所要阐述的基本观点和中心思想。其贯穿全篇，在医科文书构成要素中起了决定性作用。

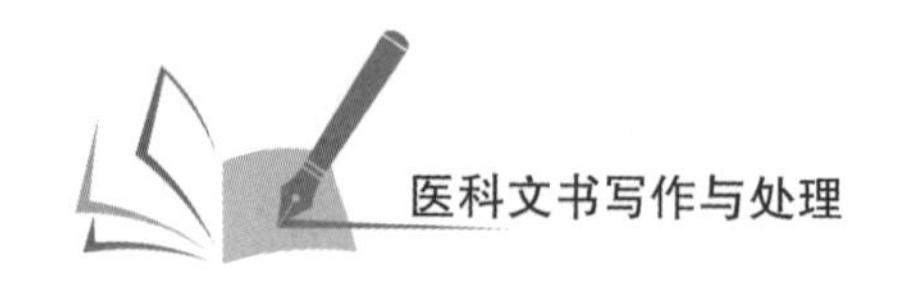

（一）主题的特点

领导下达拟稿任务时常常交代医科文书草拟者医科文书主题，草拟者有时还需要领会领导意图后才能确定。然而，从根本上而言，应根据机关管理工作的实际需要确定医科文书主题。医科文书主题具有以下特点。

（1）医科文书主题通常由行文目的和中心思想两个方面的内容组成。

（2）秉笔直书是医科文书的基本表达特点。医科文书主题的表现形式应直截了当。

（二）医科文书主题的确立依据

1. 领导意图

领导意图是确立医科文书主题的主导性根据。

2. 工作需要

所有公务文书均根据工作的实际需要制发，因而必须依据工作需要确立医科文书主题。

3. 实际材料

实际材料是形成文书的必要条件，因而必须依据实际材料确立医科文书主题。

4. 政策法规

要确保医科文书主题合理合法，就要其与国家的政策、法规、精神相一致，因而必须依据政策法规确立医科文书主题。

（三）对医科文书主题的要求

1. 医科文书主题要正确

在医科文书主题方面不允许出现政治性错误。医科文书主题还要注意与本单位既定政策、规定相协调或相衔接，吸收借鉴其合理内容，绝不能自相矛盾。

2. 医科文书主题要务实

医科文书是代表发文机关处理有关事务的重要工具。因此，医科文书主题必须从实际出发，注重发文的现实意义。要做到主题务实，须具备以下要求。

（1）医科文书主题要根据实际情况确定，使文书内容具有切实的针对性。

（2）医科文书主题要准确反映客观实际，具有客观的真实性。

（3）医科文书提出的政策、措施必须切实可行。

3. 医科文书主题要集中

一篇医科文书只能有一个中心思想。如果在一篇医科文书中，既想表达这一思想，又要说明那一问题，头绪一多，每个问题都无法表达清晰，使人难以把握中心思想。主题集中，首先要意在笔先。动笔前要明确该篇医科文书重点要阐明什么思想，解决什么问题，将与此不相干的内容剔除。而且医科文书主题必须单一。除综合性报告外，一般医科文书都要一文一事，紧密围绕一个主题。此外，还要注意突出重点内容。

4. 医科文书主题要明确

医科文书的中心思想和基本观点要突出明确。首先，立场要鲜明，态度要明朗；其

次，必须能够反映问题的实质。

二、医科文书材料的选择

医科文书材料是指形成和表达文中主题所依据的事实、数据、经典论述、方针、政策、规定等。医科文书材料不可或缺，医科文书要依据材料说明问题。真实、典型、充足的医科文书材料对医科文书的质量具有重要意义。

（一）收集的医科文书材料要多

收集医科文书材料，数量上要充足够用，类别上也要丰富多样。要有意识地收集互相联系的各种类型的医科文书材料，以满足多角度的需要。这是为了进行多方面、多角度的分析和比较，以便满足不同的写作目的。

（二）选用医科文书材料要严

选用医科文书材料时，要根据行文目的和发文要求，从严掌握，认真筛选。注意事项如下。

1．真实

选用的医科文书材料必须是客观存在的事实。

2．典型

选用的医科文书材料要能够揭示事物的本质特征，具有广泛的代表性和很强的说服力。医科文书草拟者要从纷繁的材料中选取有典型意义的医科文书材料。

3．新颖

选用新颖和具有现实性的医科文书材料。草拟者要善于发现工作中的新事物、新思想、新情况、新问题，使用新颖的医科文书材料。

4．适用

收集到的原始医科文书材料一般不能直接使用，必须对其进行适当的加工，删繁就简，去除枝节，保留反映本质问题的医科文书材料，使其与主题统一。

三、医科文书结构

医科文书结构是对医科文书进行谋篇布局的结果，即医科文书草拟者对医科文书主题和材料所做的合理有序的组织和安排。

（一）医科文书结构的基本要素

医科文书结构包括开头、结尾、层次、段落、过渡、照应。安排结构，即将医科文书结构的各要素进行合理的组织，使其成为统一的整体。

1．开头

开头有时也称为“导语”或“引言”，是医科文书的起点。医科文书有公务文书的特点，尤其有着重实际与求精准的专业要求。因此，撰写医科文书宜开宗明义，开笔就要说明针对何种情况、目的，要做什么。

（1）摆出行文根据。

（2）说明行文目的。

（3）概述行文背景。

（4）引述来文线索。例如，引出来文的日期、标题、文号等线索，有针对性地行文回复。

（5）提出问题。以提出问题的方式开头，然后引起下文，并在行文中回答提问。

（6）交代结论。先摆出结论性的意见或中心思想，再道出原委。

2. 结尾

结尾是医科文书内容发展的必然结果，好的结尾可以起到画龙点睛、深化主题的作用。主要方式如下。

（1）号召式。号召收文对象为实现既定目标而努力进取。

（2）总结式。对医科文书的主要内容和基本思想进行概括归纳，让收文者把握行文意图。

（3）强调式。对医科文书的中心思想或主要内容给予强调说明，以便收文者贯彻执行。

（4）说明式。

（5）请求式。向收文者表达请求的愿望，如“以上请示如无不当，请批准”等。

3. 层次

先写什么、后写什么，即指医科文书层次。安排好医科文书层次，有助于受文对象准确地接受公务信息并更好地贯彻执行。层次安排主要方式如下。

（1）并列式。各个层次之间互不统属，不存在交叉或包容关系，各层次的体例要大体一致。

（2）递进式。按照逐层深入的方式推进文书内容，使各层次之间具有严密的逻辑关系。

（3）因果式。以事物形成和发展的原因、结果为线索安排层次。既可先因后果，亦可先果后因。

（4）总分式。在医科文书开头先做总的概括，然后分别叙述，分别叙述的层次之间是并列关系；或先提出总的观点、主张，再具体展开阐述。在总分关系中，总述统领分述，分述是对总述的演绎和阐释。总分式的层次安排适用于许多文种。

4. 段落

段落即自然段，是文书中一个最小、可以独立的意义单位，一个段落一般只表达一个意思。段落设置恰当，可使医科文书更加富有条理性，帮助阅文者更好地理解医科文书的内容。医科文书的层次与段落之间，既有区别，又有联系。划分层次是为了反映医科文书内容的先后次序，安排段落则主要是着眼于表达过程中的间歇、转折和强调。一般而言，医科文书的段落小于层次，往往几个段落才能表达文书一个层次的内容；但有时层次与段落又相统一，一个段落即一个层次。

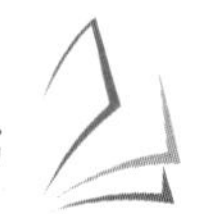

5. 过渡

过渡是指上下文之间的衔接和转换，具有承上启下的作用，是连接不同层次、段落之间的纽带。常用的过渡形式如下。

（1）词语过渡。在需要转换处，加入表示转折的词语。例如，加入“总之”“因此”等，可以有过渡作用。

（2）句子过渡。采用提示性或设问性的句子。例如，“为此，特制定以下条例”“现将有关情况通知如下”等，有承转过渡作用。

（3）段落过渡。在较长篇幅的文书中，需要层次转换时，可安排一个简短的自然段承上启下，进行过渡。

6. 照应

照应是指医科文书内容的前后关照和呼应。前面交代某项内容，后面进行补充、强调或说明，以强化文书的内部联系。常用的照应形式如下。

（1）题文照应。开头与标题照应，突出标题所表达的意思。

（2）前后照应。前面提到的，后面就有着落；后面说到的，前面就有提示。

（3）首尾照应。开头提出问题，结尾做出回应。

（二）医科文书的篇章类型

医科文书的篇章类型，指医科文书结构的外在形态。医科文书的篇章类型主要分为篇段式、条款式两种。

1. 篇段式

根据段落划分情况，篇段式可分为篇段合一式和分层表达式两种。

（1）篇段合一式。篇段合一式指文书通篇只有一段，一段为一篇，适用于批转、转发、印发文书的通知或内容单纯、行文简短的批复等。

（2）分层表达式。分层表达式指将文书分成两部分（开头 + 主体）或三部分（开头 + 主体 + 结尾）表达，适用于内容比较复杂、篇幅较长的医科文书。

2. 条款式

条款式也被称为分条列项式，是通篇采用条款说明的方式，主要适用于规约类公文。其突出的优点为条理清晰，排列有序，内容简洁明了，便于理解和执行。根据法规内容的复杂程度，条款式又可分为由“章、条、款”组合而成的“章断条连式”、先总述再分条款的“总述条文式”和全部内容由“条”组成的“一条到底式”。在条款式中，“条”是最基本的单位。

（三）医科文书结构安排的要求

1. 根据表达医科文书主题的需要安排结构

医科文书主题是医科文书内容的集中概括，支配着材料、结构和语言。医科文书结构则是医科文书内容的表现形式，必须适应医科文书主题的需要，为表达医科文书主题服务。一篇医科文书安排几个部分，各部分的顺序如何，何处详写，何处略写，开头结尾如何交代，怎样划分层次段落，怎样过渡照应，均须紧密围绕医科文书的中心思想去

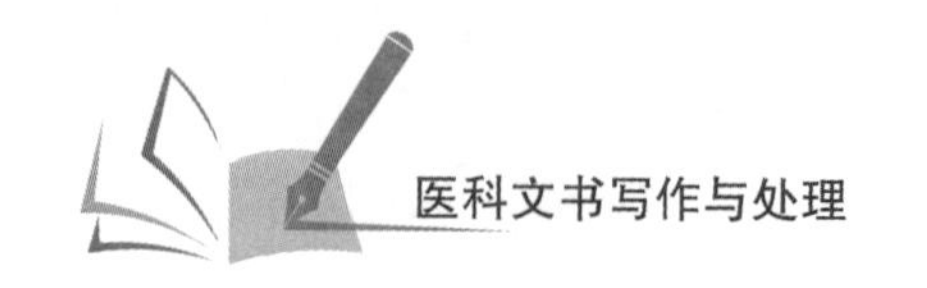

组织和展开。

2. 按照事物的内在联系安排结构

医科文书的结构必须反映事物的内在联系和单位公务活动的基本过程。公务活动经常按照发现问题、分析问题、解决问题的顺序进行。这就要求医科文书的结构要相应地按照说明情况、提出问题、分析原因、制定措施、得出结论的顺序来安排。

3. 遵循思维的逻辑规律安排结构

医科文书结构不仅要能够恰当地表达主题思想，而且应当为阅文者更好地理解文书的主题思想服务。为此，医科文书的谋篇布局必须符合阅文者的思维规律。人对客观事物和公务活动的认识，一般按照由起因到结果、由过去到现在、由局部到整体、由简单到复杂等规律正向或逆向推进。医科文书的结构安排同样要符合这一规律。

4. 依据不同文种的特点安排结构

安排医科文书结构时要考虑文种的特点，做到内容与形式的统一。工作报告和总结是叙述已经完成的公务活动，可采用“具体做法→体会及经验→存在的问题和今后打算”的形式；计划和请示是讲述将要做之事，可采用“提出问题→分析问题→解决问题”的结构形式；通知、通告是要求对方贯彻落实，一般采用“行文目的→告知事项→执行要求”的结构形式。各文种的行文结构安排，可在基本文种结构原则下有所变通。

四、医科文书的表达方式与语言规范

医科文书靠规范得体的语言表达写作意图和主题思想。撰写医科文书必须适应医科文书体裁的特殊要求，熟悉医科文书的语言规范，掌握医科文书专门用语的使用要领。

（一）医科文书表达方式的应用要求

医科文书具备应用文的一般属性，而且在表达方式上兼有记叙文、说明文、议论文的一般表达特点。

不同的医科文书，行文目的各异，传达的思想内容亦不同，这就需要变换多种表达方式。为了便于人们了解事件的来龙去脉，就需要对有关情况进行恰当的叙述；为了让人们熟悉、知晓客观事物的性质、特征、功能、状态，了解有关公务活动的时间、地点、要求、步骤和方法等，就要进行清晰的介绍和说明；为了表明发文单位的立场和观点，还需要对有关事件的原因、结果或有关工作的成败得失进行科学分析和必要论证。有时出于表达内容的需要，有的文书要同时运用记叙、说明和议论三种表达方式。草拟者必须深刻理解医科文书各种表达方式的特点与要求，恰当地运用这些表达方式。

1. 医科文书中的叙述

叙述是记载和陈述人物的经历和事件发展变化过程的一种表达方式。起草医科文书时，要用叙述方式反映人物事迹或事件的来龙去脉。撰写通报、报告、总结、简报、调查报告、大事记等，均离不开叙述的表达方式。医科文书中的叙述要求如下。

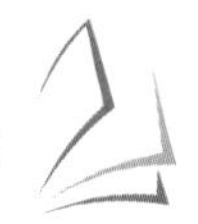

（1）要素完备。事件的发生离不开时间、地点、当事人（或有关单位）、起因、过程、结果的基本要素。这些基本要素构成一个合乎事实逻辑的完整事件，是发文单位针对事件进行定性、予以表彰或批评处理时不可缺少的依据。

（2）概述为主。医科文书对事实的叙述要直截了当、简明扼要，以概述事件经过为主。

（3）顺叙为主。医科文书中的叙述，要求使收文者通过速读便迅速了解事件本身的主要情况，因而一般按照时间顺序或事件发生、发展、结束的逻辑顺序进行叙述。只有调查报告、工作总结、简报等个别文种偶尔将事件的结局提到开头叙述，以求引人注目。

2. 医科文书中的说明

说明是指对人物、事项进行介绍、解说的一种表达方式。命令、决定、通知、通告、计划等文种中的政策规定、具体措施、工作方法、实施步骤等内容，主要靠说明方式完成。医科文书中常用的说明方法如下。

（1）举例说明方法。为了将比较抽象的概念与事物说明清楚，列举具有代表性和说服力的典型事例，使其具体化、形象化，以便于人们理解。

（2）下定义说明方法。采用下定义的办法，将被说明的对象清晰地展示。

（3）分类说明方法。将被说明的对象划分为不同的类型，并分别加以说明，目的在于说明事物的范围，有助于收文对象从不同角度、不同方面认识。

（4）引用说明方法。引用具有权威性的资料以说明客观事物或有关情况。

（5）做比较说明方法。为了便于收文对象全面深入了解某一事情的发展变化情况，认识这一事情与另一事情的区别，或者为了进一步说明事情的特征或状况，可采用做比较的说明方法。

3. 医科文书中的议论

撰拟医科文书，时常要用议论的形式来阐明道理，表明发文单位的观点和主张。医科文书议论方式的特点如下。

（1）医科文书重在就事论理。议论文不仅要有鲜明的论点、充足的论据，还要有一个完整的推理、论证过程。医科文书应正面表明发文机关所持的观点和态度，不需要多层次、多角度的逻辑推理，也不需要表明完整的论证过程；只在需要论证之处，采取夹叙夹议的方法，或运用论断式的语言，简明扼要地加以阐述。

（2）医科文书写作中的议论，完全为单位处理事务服务。草拟者要时刻意识到自己在代表单位发言表态。

医科文书与公文一样，常用的论证方法如下。

（1）举例论证法，即通过列举典型事例，从中归纳论点、得出结论的方法。须注意对事实论据的叙述宜简洁、概括，事实论据要真实可靠，具有典型意义。

（2）对比论证法，指通过对事实材料的比较得出结论，并以此为论据说明论点的方法。

（3）因果论证法，指通过对事物的因果关系进行剖析来证明论点的方法。

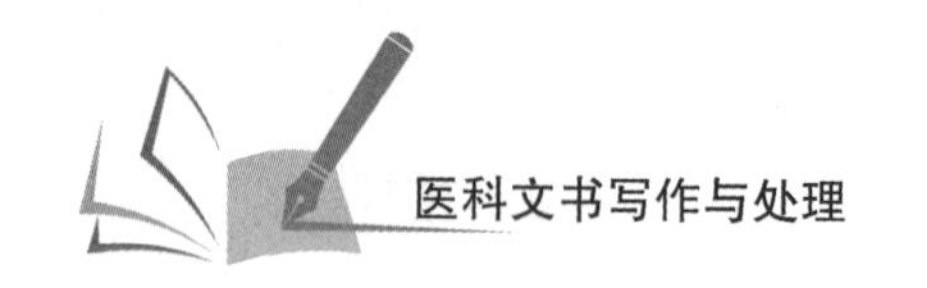

（二）医科文书语言的基本要求

拟写医科文书的过程，实际上是语言运用的过程。要写好医科文书，必须明确医科文书语言表达的基本要求。

1. 准确周密

医科文书在语言表达方面注重准确周密。这既是医科文书语言表达的突出特点，又是医科本身要求精准的体现。准确周密是医科文书语言的关键所在。表达失准的医科文书可能造成重大失误。

（1）医科文书应准确反映发文意图和客观实际，准确表达医科文书的政策法律依据和事实依据，准确传达工作中需要贯彻执行、联系、商洽、宣布、周知的事项，准确体现领导意图和发文单位的政策主张。

（2）医科文书应严格遵循逻辑要求，即指文书的语言表达在概念、判断、推理等方面要注重逻辑性。概念的内涵应准确无误，外延应适当限制。判断要符合实际。论证过程不能自相矛盾，事实与结论之间要有内在联系。

（3）遣词造句平实直接。医科文书的语言应讲究实用，少用文饰，精粹简洁、平实朴素、恰当得体即为文书的语言美。医科文书的语言以说明事物、使人理解为目的，以实现语言表达的准确、缜密、明了、畅达、简洁为标准，无需形象的描述和感情的抒发，多用概念的、抽象的、理性的表达方式。在遣词上，应选择规范的书面用语；尽量避免使用引用、排比、递进等修辞方法；一般不用比喻、借代、比拟、设问、反复、夸张、反语、双关等修辞方法。为适应精准客观、务实重效、明快及时的医科工作作风的需要，医科文书在遣词造句上应注意平实简明，力戒花哨。

（4）合理组织医科文书语言，是要做到表意清晰、内容合理、词语搭配合理、成分完整、语序得当。语意要清晰透明，不能含混不清；内容要合乎常规，避免自相矛盾、有违常理；词语要合理搭配；语言成分要完整，应严谨周密；语序要得当，避免语序混乱造成歧义。

2. 简洁明了

医科文书是为了解决管理工作中的实际问题而撰写，有很强的现行效用。语言表达简洁明了，平实平易是医科文书的一般语言风格。

（1）简短表达。在准确表达思想内容的前提下，争取用较少的语言和较短的篇幅表达丰富的内容，言简意赅。压缩篇幅的常用方法有：认真删改，将可有可无的字、词、句删掉；锤炼语句，尽量使用短句表达思想内容，力戒堆砌辞藻。

（2）简明表达。将思想内容表达得简要明白，以便于理解和执行。实现简明表达的常用方法：开门见山，落笔即入题；结尾应明确提出行文要求，意尽言止；层次要分明；恰当利用附件、表格等形式，以浓缩文书篇幅，增加信息量。

3. 庄重稳当

医科文书是发文单位行使法定职权的形式，具有法定的权威与执行效力，因而语言要求庄重稳当。

（1）使用庄重严肃的书面语言，不用口语、方言和晦涩的用语。

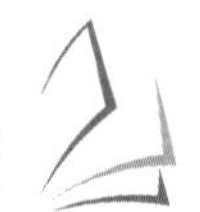

（2）使用限定明确的词语，注意语义单一，避免出现歧义。

4．得体适用

得体适用是医科文书的语言特色之一。

（1）恰如其分地使用医科专业术语，赋予医科文书严谨、简洁、庄重的特色。医科文书写作具有一定的程式性。在长期的医科文书写作实践中，逐渐形成一些便于理解、言简意赅、庄重得体的医科文书术语，如起首用语、称谓用语、引述用语、经办用语、商洽用语、期请用语、结尾用语、表态用语等。一些用语已形成固定的语式。草拟者要注意学习、积累这些术语，掌握其使用方法。恰到好处地运用公文术语，能使医科文书语言更加规范得体。

（2）根据收发文双方的地位、职能及相互关系，选用恰当的语气和词语来行文。

（3）根据不同的文种，确定相应的语言表达形式。

（三）医科文书常见要素的表述方法

拟稿过程经常涉及时间、地点、数量、名称及医科术语等多种要素。能否准确表述这些要素，关系文书整体质量的优劣。

1．对时间的表述要精确、完整、恰当

医科文书涉及时间时，要写明具体时间。

2．对空间的表述要准确、具体、标准

医科文书中需要表述空间概念时，主要使用专用名词（如北京、英国、亚洲等）、处所代词（如这里、此地、该地等）、方位名词（如东、南、西、北、上、下、左、右等）、非固定处所名词（如到处、各地等）、方位词组（如珠江流域、机场以东、××医科大学××校区、医院里等）等。在表述空间时，要准确、具体地说明相关单位的处所。对于重要事件发生的地点，除了说明所在的某省、市、县及其具体方位，有时还要标明所在的经纬度。当涉及不为人们熟知的地名或重复的地名时，要按照由大到小的地理概念标明准确地点。要使用地名的全称或规范的简称，对涉及国外的处所冠以标准的国家名称。尤其要注意的是，当文中内容涉及不同国家或地区时，不能以国家统称。

3．对数量的表述要认真核实，做到确切、规范

数量是在各项管理活动中进行定量分析和制定决策时不可缺少的重要依据，也是上报下达的重要信息。因此，要精细认真核实数字。要注意规范使用数字。

第六节　医科文书的格式规范

医科文书与公文具有类同性。根据 2012 年 7 月 1 日正式施行的《党政机关公文格式》（GB/T 9704—2012）的规定，并参照中国质检出版社、中国标准出版社于 2012 年 8 月出版的《GB/T 9704—2012〈党政机关公文格式〉国家标准应用指南》，对医科文书的编撰与处理按照公文格式执行。

一、版头部分

版头部分包括份号、密级和保密期限、紧急程度、发文机关标志、发文字号、签发人、版头中的分隔线。

（一）份号

份号是指根据同一定稿印制的若干份公文依次编制的顺序代码。如果需要标注份号，一般用6位3号阿拉伯数字。实际编号时，推荐采用3～6位阿拉伯数字，编虚位补齐，即第一份公文可以编为“001”“0001”“00001”“000001”，不应编为“1”“01”。份号应顶格编排在版心左上角第一行。涉密公文应当编制份号。如果发文机关认为有必要，也可以对不带密级的公文编制份号。编制份号可以准确掌握每一份公文的去向，为分发、清退、查找公文提供依据，便于对文书进行统计和管理，明确交接责任。医科文书对份号的使用方法与公文的相同。

（二）密级和保密期限

密级和保密期限是表明公文涉密程度的标志。根据《中华人民共和国保守国家秘密法》（中华人民共和国主席令，第28号），涉密公文按涉密程度分为三级，由高到低依次为“绝密”“机密”“秘密”。密级字样采用3号黑体字，顶格编排在版心左上角第二行。密级和保密期限之间可用“★”分隔。密级和保密期限的作用在于表明公文内容涉及国家秘密的程度，规定公文的阅读范围及传递、处理要求，以便将密件与平件分开收发与管理，确保涉密公文的安全。医科文书的保密要求与公文的相同。

（三）紧急程度

紧急程度是对文书（包括电报）送达和办理的时限要求的标志，医科公务文书紧急程度的标志与公文的类同。紧急文书应分别标注“特急”或“加急”，电报应分别标注“特提”“特急”“加急”“平急”，其作用在于表明文书和电报传递、处理的时限，引起人们的重视，并为催办文书提供依据，确保紧急文书得以优先处理，避免延误。紧急程度的标注，采用3号黑体字，顶格编排在版心左上角，具体如下。

（1）如果只有份号，没有密级和保密期限，紧急程度就编排在版心左上角第二行。

（2）如果有份号、密级和保密期限，紧急程度就编排在版心左上角第三行，这3个要素依次编排在版心左上角的第一、第二、第三行。

（3）如果既没有份号，又没有密级和保密期限，紧急程度就编排在版心左上角第一行。

（四）发文机关标志

发文机关标志主要有两种形式：一是发文机关全称或规范化简称加“文件”二字，如“××市人民政府文件”；二是发文机关全称或规范化简称。发文机关标志居中排

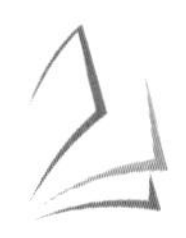

布，无论是下行文、上行文还是平行文，发文机关标志的上边缘至版心上边缘的距离，均为 35 mm，推荐使用小标宋字体，颜色为红色。联合行文时，应将主办机关名称排列在前。如果有“文件”二字，应当将其置于发文机关名称右侧，以联署发文机关名称为准上下居中排布。

（五）发文字号

发文字号是发文机关对一年内所发文书依次编排的文件代号，是文书的身份标识，在发文机关标志下空二行位置，居中排布，采用 3 号仿宋体。发文字号由发文机关代字、发文年份、发文顺序号构成。对发文年份、发文顺序号用阿拉伯数字标注。对发文年份应标全四位数并用六角括号“〔〕”括起。对发文顺序号不加“第”字，不编虚位（即“1”不编为“01”），在阿拉伯数字后面加“号”字。例如，“国发〔2018〕1 号”表示国务院于 2018 年制发的第 1 号文件。编写发文机关代字要力求做到明确、简洁、规范，且不产生歧义和冲突，不能与上级机关、同级机关的代字重复。发文机关宜选择最具代表性的文字，以指代发文机关，如中共中央的代字为“中”，国务院的代字为“国”等。上行文的发文字号居左空一字编排，与右侧最后一个签发人姓名处在同一行。一份文书只编一个发文字号，联合行文时只标注主办机关的发文字号。发文字号在文件登记、文件查询引用、文件归档管理等环节都有重要作用，可为引用和检索文件提供便利，也便于对文件进行统计和管理。医科公务文书使用发文字号方式与公文的类同。

（六）签发人

签发人是指代表机关核准文书对外发出的领导人姓名，由“签发人”三字加全角冒号和签发人姓名组成，居右空一字，编排在发文机关标志下空二行位置。“签发”三字用 3 号仿宋字，签发人姓名用 3 号楷体字。签发人标志只用于上行文。联合发文时，所有联合发文机关的负责人都被称为签发人，都需要注明签发人姓名。签发人姓名按照发文机关的顺序从左到右、自上而下依次均匀编排，一般每行排 2 个姓名，主办机关的签发人排在第一行第一位。签发人标志表明机关发文的具体责任者，督导各级领导认真履行职责，确保医科文书内容真实准确，提高医科文书质量，并为联系查询有关事项提供方便。

（七）版头中的分隔线

版头中的分隔线是在发文字号之下 4 mm 处所印的一条与版心等宽的红色分隔线。这条红色分隔线是印制空白红色文件纸时所必需。

二、主体部分

主体部分包括标题、主送机关、正文、附件说明、发文机关署名、成文日期、印章、附注、附件。

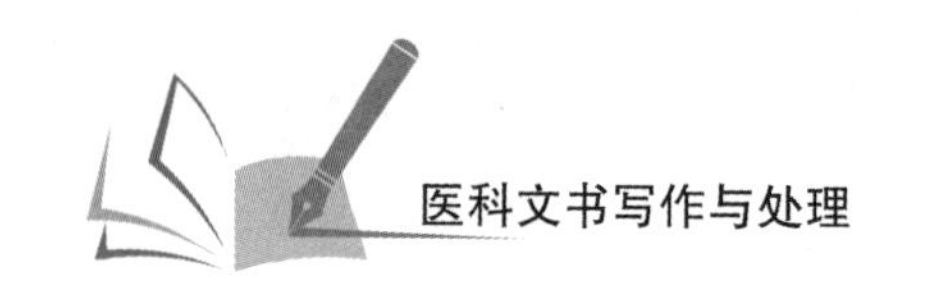

（一）标题

标题由发文机关名称、事由、文种三部分构成。例如，《××医科大学关于加强校区管理工作的意见》的“××医科大学”是此文的发文机关，“关于加强校区管理工作”是主题（事由），“意见”是文种。在发文机关与事由之间常用介词“关于”连接，在事由与文种之间用结构助词“的”连接，从而构成以文种为中心词、以发文机关名称和事由为限定成分的偏正词组。标题的主要作用在于概要揭示医科文书的主要内容与行文目的，引导阅读，因此，要求做到准确、概括、简明。标题要简洁明了地揭示文书主题，应用合适的文种。

医科文书标题使用2号小标宋体，编排在红色分隔线下空二行位置，分一行或多行居中排布，回行时要做到词意完整、排列对称、长短适宜、间距恰当。标题排列应当采用上梯形、下梯形或菱形。标题中除法规、规章名称加书名号外，一般不用标点符号，标题结尾不加标点符号。

（二）主送机关

主送机关是指文书的主要受理机关，即对文书负有执行、办理、答复责任的对方机关，应当使用机关全称、规范化简称或同类型机关统称。对于上行文，原则上只能标写一个主送机关，以便于文书的办理。属于普发性的下行文要标注同类型机关统称，这些要求同样适用于医科文书。

主送机关用3号仿宋体字，编排在标题下空一行位置，顶格编排，回行仍然顶格。当主送机关过多导致文书首页不能显示正文时，应将主送机关名称移至版记中，置于抄送机关的上一行，与抄送机关之间不加分隔线。

主送机关的排序一般先写综合领导机关，再写具体职能部门。各单位之间，用顿号或逗号分清层次，同类型机关之间用顿号分隔，不同类型机关之间用逗号分隔，最后一个主送机关之后标全角冒号。

除规定性、公布性、计划性文书等普发性医科文书外，其他医科文书都应标明主送机关。

标写主送机关，目的在于明确对文书负有法定办理或答复责任的机关，以保证文书效用的实现；明确文书的发送范围，使有关机关及时了解文书内容，以便于协助与配合。

（三）正文

正文是医科文书的主体部分，用于阐述医科文书内容，使收文者具体、明确地掌握文件传递的信息。医科文书首页必须显示正文，一般用3号仿宋体字，编排在主送机关名称下一行，每自然段左空二字，回行顶格，自然段之间不空行。文中结构层次序数依次可以用“一、”“（一）”“1.”“（1）”标注。一般第一层用黑体字，第二层用楷体字，第三层和第四层用仿宋体字。层次序数可以越级使用。如果医科文书结构层次只有2层，则第一层用“一、”，第二层既可以用“（一）”也可以用“1.”。

正文中需要引用其他医科文书时，按照先引标题、后注明发文字号的方式进行引用，如“为全面贯彻落实《××医科大学关于进一步加强医学伦理教育工作的指导意见》（校发〔2018〕19号）。”

正文中关于阿拉伯数字和汉字数字的用法，应按照国家标准《出版物上数字用法》（GB/T 15835—2011）中的有关要求执行。

正文内容一般要求做到一文一事。

正文的表达形式主要有篇段合一式、分层表达式、条款式，分别适应不同种类的医科文书。正文要求表达准确、结构严谨、层次分明、通俗流畅。

（四）附件说明

附件说明是指医科文书附件的顺序号和名称。医科文书如有附件，用3号仿宋体字在正文下空一行左空二字标注“附件”二字，后标全角冒号和附件名称。如有多个附件，须使用阿拉伯数字标注附件顺序号，如“附件：1. ×××××××文××”，附件名称后不加标点符号。附件名称较长需要回行时，应当与上一行附件名称的首字对齐。

正文中的一些内容，如图表、名单等，如穿插在医科文书正文中，往往会隔断医科文书前后的联系，造成阅读的不便。因此，需要将其从正文中抽出来单独表述，即为附件。附件是正文内容的组成部分，与正文具有同等效力。因此，要在正文中涉及附件内容处加括号注明“见附件”或“附后”。

需要说明的是，在标题或正文中写明“报送”“批转”“转发”“印发”等字样的文书，在其生效标识后附的内容不是文书的附件，因此，在附件说明处不必标注相关内容。

附件与正文属于一份文书，要注意不能把两者分开保存。

（五）发文机关署名

发文机关署名应当用发文机关全称或规范化简称。医科文书一般以发文机关署名。命令、议案等特殊文种需要由签发人署名的，应当写明签发人职务并加盖签发人签名章。发文机关署名应当与发文机关标志、标题中的发文机关名称相一致。联合行文时，发文机关署名的顺序应与版头部分的发文机关标志的顺序一致。

（六）成文日期

成文日期是机关文书生效的重要标志。确定成文日期的原则是：会议通过的决议、决定等医科文书以会议正式通过的日期为准；经发文机关负责人签发的医科文书以签发日期为准；联合行文的成文日期署最后签发机关负责人的签发日期。电报以发出日期为准。成文日期在医科文书中的标注位置有两种：一是会议通过的决议、决定等医科文书，在医科文书标题之下的括号“（　）”中，写明通过文件的会议名称及年、月、日；二是在医科文书正文或附件说明右下方标注，写明年、月、日。各机关发文的成文日期统一使用阿拉伯数字。

（七）印章

印章是体现医科文书效力的重要形式，是医科文书生效的标志，是鉴定医科文书真伪的重要依据。医科文书中有发文机关署名，应当加盖发文机关印章，并与署名机关相符。上行文必须加盖印章，会议纪要不加盖印章。联合下行文时，所有联署机关都要署名并加盖印章。

发文机关署名、成文日期与印章三个要素密切相关，编排位置相互影响，共同构成文书的生效标志。如何将三个要素体现在文书落款部分，可以按照用印情况具体掌握。

1. 加盖印章的医科文书

成文日期一般右空四字编排，印章用红色，不得出现空白印章。

单一机关行文时，一般在成文日期之上、以成文日期为准居中编排发文机关署名，印章端正、居中下压发文机关署名和成文日期，使发文机关署名和成文日期居印章中心偏下位置，印章顶端应当上距正文（或附件说明）一行之内。

联合行文时，一般将各发文机关署名按照发文机关顺序整齐排列在相应位置，并使印章与各发文机关署名一一对应，端正、居中下压发文机关署名，最后一个印章端正、居中下压发文机关署名和成文日期；印章之间排列整齐、互不相交或相切，每排印章两端不得超出版心，首排印章顶端应当上距正文（或附件说明）一行之内。

2. 不加盖印章的医科文书

有特定发文机关标志的普发性医科文书和电报可以不加盖印章。

单一机关行文时，在正文或附件说明下空一行右空二字编排发文机关署名，在发文机关署名下一行编排成文日期，成文日期的首字比发文机关署名右移二字；如果成文日期长于发文机关署名，应当使成文日期右空二字编排，并相应增加发文机关署名右空字数。

联合行文时，应当先编排主办机关署名，其余发文机关署名依次向下编排。

3. 加盖签发人签名章的文书

签发人签名章属于印章的一种特殊形式，以机关负责人名义制发的命令、议案等文书，需要加盖签发人的签名章。

单一机关制发的文书需要加盖签名章时，在正文或附件说明下空二行右空四字盖章，签名章左空二字标注签发人职务，以签名章为准上下居中排布；在签名章下空一行右空四字编排成文日期。

联合行文时，应当先编排主办机关签发人职务、签名章，其余机关签发人职务、签名章并依次向下编排，与主办机关签发人职务、签名章上下对齐。每行只编排一个机关的签发人职务、签名章。签发人职务应当标注全称。签名章一般用红色。

当医科文书排版后所剩空白处不能容下印章或签发人签名章、成文日期时，应当对行距、字距进行调整。

（八）附注

附注是指对医科文件内容或有关事项、要求的注解与说明。为了使正文集中表述主

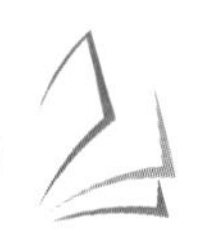

要内容，通常将涉及医科文书的印发传达范围等需要说明的事项、使用方法等置于附注中加以说明。印发传达范围一般针对平行文和下行文，如“此件公开发布”“此件发至县团级”等，对发送范围和阅读对象进行限定。对“请示”件应在附注处注明联系人及联系电话，其作用在于方便受文者阅读、理解。如有附注，居左空二字加圆括号编排在成文日期下一行。

（九）附件

附件是医科文书正文的说明、补充或参考资料。因此，附件是附属于正文的其他文字、图表、图形等，对医科文书起说明、解释、补充、证实、参考作用，是医科文书正文的有机组成部分。附件主要包括与正文内容相关的文字材料、数据、名单、图表、图形等。

附件首页要在版心左上角第一行顶格编排“附件”二字。如果有多个附件，后面必须紧跟附件顺序号，附件顺序号后无须加冒号。附件标题以及附件中的行、字、段落等的编排要求与正文部分相同。

附件需要另起一面编排，而且应在版记之前编排，与正文一起装订。如果附件不能与正文一起装订，则应在附件首页版心左上角第一行顶格编排文书的发文字号并在其后标注“附件”二字以及附件顺序号。例如，正文中的附件标识为“附件：1. 2019 年度进修医生培训计划大纲修订项目调查问卷”，在与正文不一起装订的附件的左上角应顶格标注“×医发〔2019〕38 号附件 1”。

三、版记部分

版记部分是医科文书结束的标志，主要包括抄送机关、印发机关和印发日期、页码等要素。此外，版记部分还包括版记中的分隔线。

（一）抄送机关

抄送机关指除主送机关外需要执行或者知晓医科文书内容的其他机关，应当使用全称、规范化简称或同类型机关统称。抄送机关应按照一定顺序排列，首先是上级机关，其次是同级机关，再次是下级机关，按照顺序排列。

抄送机关是版记中的第一个要素，一般用 4 号仿宋体字，左右各空一字编排。首先标注“抄送”二字，后加全角冒号，随后标注抄送机关名称，回行时与冒号后的第一个抄送机关的首字对齐。一般情况下，抄送机关之间的标点符号的使用方法：同一系统内的同级机关之间用顿号分隔，不同系统的机关之间用逗号分隔，最后一个抄送机关之后标句号。

（二）印发机关和印发日期

印发机关和印发日期指医科文书的送印机关和送印日期，一般用 4 号仿宋体字。如果有印发机关，应将印发机关编排在抄送机关下一行，用机关全称或规范化简称。

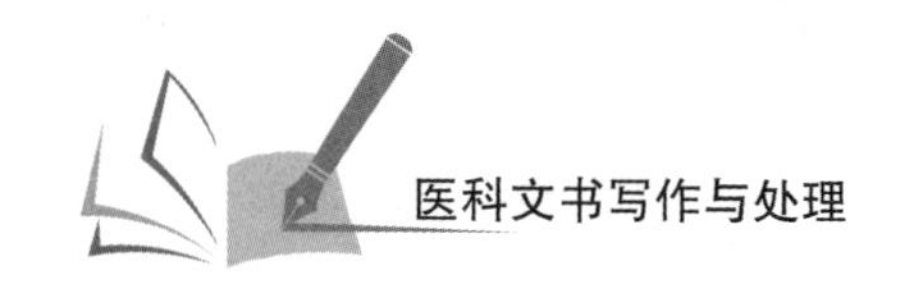

印发机关不是医科文书的发文机关，而是医科文书的印制主管部门，一般是各机关的办公厅（室）或文秘部门。有的发文机关没有专门的文秘部门，发文机关就是印发机关。

标注印发日期是为了准确反映医科文书的送印时间。一般而言，医科文书在负责人签发后，往往需要经过打字、校对、复核等环节，因此，成文日期与印发日期通常存在时间差。标注印发日期，既可以使发文机关掌握制发文书的效率，又可以使收文机关掌握文书的传递时间，有利于提高办文效率。

版记中如有其他要素，应将其与印发机关和印发日期用一条细分隔线隔开。

（三）页码

页码即文书页数顺序号，一般用4号半角宋体阿拉伯数字，编排在医科文书版心下边缘之下，数字左右各放1条一字线；一字线上距版心下边缘7 mm。单页码居右空一字，双页码居左空一字。医科文书的版记页前有空白页的，空白页和版记页均不编排页码。医科文书附件与正文一起装订时，页码应当连续编排。

（四）版记中的分隔线

版记中的分隔线应与版心等宽，首条分隔线和末条分隔线用粗线，中间的分隔线用细线。首条分隔线位于版记中第一个要素之上，末条分隔线与文书最后一页的版心下边缘重合。

版记一定在偶数页上。如果医科文书内容很短，即使首页可以放下版记内容，但由于医科文书是双面印刷，版记也必须移至第二页。即使第二页除了版记没有其他内容，也须如此。

四、页面安排

页面安排的原则是庄重严肃、清晰整洁、规整划一。除上述医科文书构成要素外，国家标准《党政机关公文格式》（GB/T 9704—2012）对文书外观形态的总体设计与安排（如用纸规格、排版规格、字型字号、行款格式等诸多要素）也有相应要求，其基本内容如下。

（1）用纸要求。文书采用国际标准A4型纸，其成品幅面尺寸为210 mm × 297 mm。文书的纸天头（上白边）为37 mm ± 1 mm，文书的纸订口（左白边）为28 mm ± 1 mm，版心尺寸为156 mm × 225 mm。对外张贴的文书用纸规格，根据实际需要来确定。

（2）字型字号要求。若无特殊说明，各要素一般用3号仿宋体字。

（3）行数和字数要求。一般每面排22行，每行排28个字。特定情况下可以适当调整。

（4）制版要求。版面干净，字迹清晰，尺寸标准，版心不斜，误差不超过1 mm，这些都是制版要求。

（5）印刷要求。双面印刷，页码套正，两面误差不得超过2 mm；印品着墨实、均

匀；字面不花、不白，无断划，这些都是印刷要求。

（6）装订要求。文书应当在左侧装订，不掉页。裁切后的成品尺寸允许误差 ±2 mm，四角成 90°，无毛茬或缺损；骑马钉钉锯均钉在折缝线上，平钉钉锯与书脊间的距离为 3～5 mm。确保无坏钉、漏钉、重钉，钉脚平伏牢固。

医科文书的页面安排类同文书格式各要素的。

第二章　医科文书的撰写

本章参照公文写作的相关要求，陈述撰写医科文书的方法。

第一节　决定、决议

一、决定

（一）关于决定

1. 决定的用途

决定的适用范围较广，其适用于对重要事项做出决策和部署，奖惩有关单位和人员，变更或者撤销下级机关不适当的决定事项。决定对下级机关的工作具有强制性影响。决定既可以用于宣告重要事项及其处理结果，又可以用于贯彻上级指示精神，部署重要工作，做出有关机构设置及人事安排的决策，撤销下级单位不适当的决定，以及对重要事件后相关单位、人物、事件的表彰奖励和批评惩处等。

2. 决定的基本特征

（1）具有指导性。决定用于对下级单位或某一方面的工作提出重要的指导性意见，确定具体措施及实施方案，要求下级单位依照执行，具有比较强的指示方向的作用。

（2）具有权威性。决定一经做出，对下级工作或所辖系统内有关事项具有强制约束力，收文单位和个人必须严格执行。

（3）具有决断性。发文机关根据有关方针政策及形势需要，在法定的范围内，有权对有关事项、问题、行动做出决策和安排。

3. 决定的分类

（1）法规性决定。法规性决定是由国家权力机关或具有相应职权的政府机关制定、修订和发布施行的法规性文件或行政法规。

（2）政策性决定。政策性决定用来对重要问题进行政策交代或政策引导，或直接规定重大方针政策。

（3）批准性决定。批准性决定主要用于国家机关批准或修改某些具有立法意义的文件，如《国务院关于修改部分行政法规的决定》（中华人民共和国国务院令第714号）等。

（4）部署性决定。部署性决定用于制定重大决策或部署重要工作。

（5）知照性决定。知照性决定用于收文机关了解有关事项。

（6）奖惩性决定。奖惩性决定用于对重要人物、单位、事件的褒奖或惩处事项。

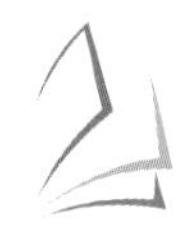

（二）拟写决定

决定一般由标题、主送机关、正文、落款等部分组成。有的决定需要在会议上讨论通过，在标题下以“题注”形式注明通过决定的会议名称和日期。正文完成后，结尾不再落款。

1. 标题

决定的标题由“发文机关名称 + 事由 + 文种”构成。

2. 主送机关

决定属于重要的下行文种，要概括写明收文机关名称。

3. 正文

决定的正文有基本型、三段型、直叙型三种结构模式。

（1）基本型。基本型由“原因 + 决定事项”两个部分构成，即首先简要说明决定的原因、目的或根据，然后阐明决定内容。可以着重从行文目的写起。对于内容较少的决定，可以紧接在原因之后写出决定事项。

（2）三段型。三段型由“原因 + 决定事项 + 号召”构成，是在基本型的基础上增加发出号召或提出实施要求的部分。重大政策性决定、部署性决定，多采用三段型的结构模式。

（3）直叙型。直叙型采用起笔入题的方法，直接阐明决定事项。

这三种正文结构模式只是基本的参考形式。在实际写作中，正文的结构该如何设置，应根据表现主旨的具体需要而定。

4. 发文机关署名与成文日期

一般的决定在落款处注明发文机关名称和成文日期。经会议讨论通过的决定，发文机关名称和成文日期采用“题注”的形式，在文书标题之下的括号内标明。

（三）决定的写作要求

决定属于重大决策性文书，其内容必须与现行法律法规和上级单位的规定精神保持一致；在内容安排上要考虑决定的长久影响，使决定中所提出的各项原则与措施务实而稳妥、观点正确、是非清楚、政策界限分明。决定重在对重大问题或事项做出规范与部署，因而“原因”部分要写得简明扼要。写发文的法律根据时，引用的法律条文不能有丝毫偏差；写决定的理由时，要讲得清楚、透彻、详细。“决定事项”是决定的核心与实质性内容，必须紧紧围绕发文主旨和中心议题。决定事项，有的很简短，只是一两句话；有的则事项较多，就必须分条说明。决定的各项内容一定要实事求是，符合客观实际，具有针对性和可行性。决定必须文字简洁、用语准确、避免歧义。

例文 2 -1

关于表彰第二届××大学名医的决定

×××管〔××××〕2号

校机关各部、处、室，各学院、直属系，各直属单位，各附属医院（单位），产业集团，各有关科研机构：

根据《××大学关于印发××大学名医评选办法的通知》（×××管〔××××〕5号）、《××大学关于组织开展第二届××大学名医评选表彰工作的通知》（×××管〔××××〕5号），经各附属医院推荐、学校名医评选专家委员会评选和校党委常委（扩大）会议审议，决定授予××等30人“第二届××大学名医”荣誉称号，并予以表彰。现将名单公布如下（按姓氏笔画排序）：

× × × × ××× ××× ××× ××× × × × × ×××
× × ××× ××× ××× ××× × × × × ××× ×××
××× ××× ××× ××× ××× ××× ××× ××× ×××
× × ××× ×××

××大学

××××年3月26日

例文 2 -2

关于表彰××××—××××年度××大学优秀护士的决定

×××管〔××××〕2号

校机关各部、处、室，各学院、直属系，各直属单位、各附属单位，后勤集团、产业集团：

根据×大医管〔××××〕1号文件要求，经各附属医院逐级民主推选和学校审批，共评选出“××××—××××年度××大学优秀护士”60名。现将名单公布如下：

附属第×医院（20名）

××× × × ××× ××× ××× ××× ××× ××× ×××
××× ××× ××× × × ××× ××× ××× ××× ×××
× × ×××

×××纪念医院（13名）

××× ××× ××× ××× ××× ××× ××× × × ×××
××× ××× ××× ×××

附属第×医院（10名）
××× ××× ××× ××× ××× ××× ××× ××× × ×
×××
附属第×医院（5名）
××× ××× ××× ××× ×××
附属第×医院（2名）
× × ×××
××眼科中心（2名）
××× × ×
××防治中心（6名）
××× ××× ××× × × ××× ×××
附属××医院（2名）
××× ×××

××大学
××××年×月×日

主题词：卫生　医院　表彰　护士　决定
抄送：卫生部医政司护理管理处，××省卫生厅医政处

××大学校长办公室　　　　××××年×月×日印发
责任校对：×××

二、决议

（一）关于决议

决议适用于会议讨论通过的重大决策事项，具有很强的权威性、规定性和约束力。决议的形成必须经过特定的会议进行讨论，并按照法定的程序表决通过。

（二）决定与决议的异同

决定与决议同属于决策类文书，均是对某些重要事项、重大问题的处理或重要工作的安排，都要求下级机关贯彻执行。然而两者有明显区别：决议是经过正式会议或法定会议按照一定程序表决通过后形成的文件；决定大都由机关领导者直接签发，正式下达。其发布名义有区别：决议必须以会议名义发布，即通过决议的会议是决议的法定作者；决定则主要以机关名义发布。

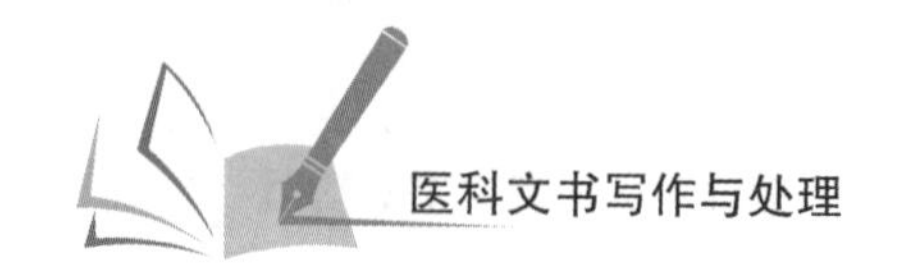

（三）决议的类别

（1）审议批准性决议。

（2）方针政策性决议。

（3）专门事项性决议。

（四）拟写决议

决议基本由以下几部分构成。

1. 标题

标题必须做到三要素齐备："会议名称 + 事由 + 文种"。

2. 题注

题注即在标题之下的圆括号内注明通过决议的会议名称和日期，相当于一般文件的发文机关名称和成文日期。

3. 正文

决议的正文由三部分组成。

（1）说明决议的根据和目的，或对所通过的决议的评价。

（2）具体写明决议事项，或对于有关事项的贯彻执行要求。

（3）以会议名义发出号召，这是大多数决议的结尾形式。

（五）决议的写作要求

首先，必须紧扣会议精神和主题，准确阐明会议决策事项，体现与会者的集体意志，做到中心明确、重点突出。其次，由于会议内容有多面性，与会者讨论的问题比较广泛，会议决议必须更加注重结构严谨、条理清晰。要恰当运用习惯用语区分决议的不同段落层次。常用的习惯用语有"会议决定""会议同意""大会要求""大会指出"等，其表明会议的决定事项是与会者集体讨论的成果。

例文 2－3

全国人民代表大会常务委员会关于批准 2017 年中央决算的决议
（2018 年 6 月 22 日第十三届全国人民代表大会常务委员会第三次会议通过）

在第十三届全国人民代表大会常务委员会第三次会议听取财政部部长刘昆受国务院委托做的《国务院关于 2017 年中央决算的报告》和审计署审计长胡泽君受国务院委托做的《国务院关于 2017 年度中央预算执行和其他财政收支的审计工作报告》。会议结合审议审计工作报告，对 2017 年中央决算（草案）和中央决算报告进行审查。会议同意全国人民代表大会财政经济委员会提出的审查结果报告，决定批准 2017 年中央决算。

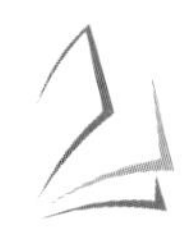

例文 2 -4

× ×省中医院第×届职工暨工会会员代表大会第六次会议关于医院工作报告的决议

（××××年×月××日全体代表大会通过）

在××省中医院第×届职工暨工会会员代表大会第六次会议，听取和审议×××院长所做的医院工作报告。

会议认为，××××年，在本院领导班子的正确领导下，全院干部职工攻坚克难，创新实干，医院取得可喜的成绩。工作报告全面客观地总结了本院一年工作的主要成绩，实事求是地指出本院发展存在的不足及原因。

会议指出，××××年是医院落实医改政策的重要一年，是完成《五年发展规划》各项任务的关键一年……××××年工作要点指导思想明确，工作目标实际，重点任务突出。通过全院干部职工的努力，一定能够完成既定的工作任务，实现全年工作目标。

会议号召，全院职工要在本院领导班子的正确领导下，真抓实干，奋发作为，为建设国内知名现代化中医医院而努力奋斗！

第二节　报告、请示

一、报告

（一）关于报告

1. 报告的用途

报告用于向上级机关汇报工作，反映情况，回复上级机关的询问。

2. 报告的分类

（1）工作报告。工作报告旨在向上级机关汇报工作进展情况，以便上级机关统一协调和掌握下属工作情况，实行有针对性的领导。根据报告的内容又可以具体分为综合性报告和专题性报告。

（2）情况报告。情况报告旨在向上级机关反映有关情况。

（3）答复性报告。答复性报告是一种被动行文。当上级机关有所询问时，对于较为简单的问题，可以口头答复；而对于较为重要的问题，往往要用书面报告的形式答复。

（二）拟写报告

报告由标题、主送机关、正文、发文机关署名和成文日期组成。

1. 标题

一般使用“发文机关名称 + 事由 + 文种”的形式。综合报告的标题可以省略介词结构“关于……的”。定期制发的报告需要标明针对的时间，以示区别。

2. 主送机关

在正文上一行顶格书写一个直接上级机关的名称，要写全称或规范的简称。不能多头主送，也不能直接写领导人姓名。

3. 正文

报告的正文通常说明报告的缘由，即为什么要写报告。此外，正文还必须交代报告涉及的主要内容、时间空间范围、总体情况等。然后陈述报告的主要内容。最后写上结语。一般使用“特此报告，请审阅”“特此报告”等结语。

4. 发文机关署名

按照要求标明发文机关名称并正确使用单位印章。

5. 成文日期

用阿拉伯数字标明成文的年、月、日。

例文 2-5

××管理处关于××××年卫生系列晋升高级专业技术职务业务考核情况的报告

×大医管〔××××〕号

×××副校长：

××××年卫生系列晋升高级专业技术职务业务考核已顺利完成。现将考核的总体情况汇报如下。

一、业务考核总体情况

本年度考核是自××××年实施医疗业务考核以来第 21 次考核，执行《××大学附属医院晋升医教研高级专业技术职务医疗业务考核暂行办法》（×大医管〔××××〕6 号）和《××大学附属医院护理、医技、药学系列申报高级专业技术职务人员业务考核办法（试行）》（×大医管〔××××〕3 号），以及近年的有关补充规定，并根据人力资源管理处《关于开展 2016 年度卫生技术职务评聘工作的通知》（人力资源〔××××〕166 号）落实有关工作量和评分的补充规定。

本年度申报卫生系列高级专业技术职务的总人数是 709 人，其中教医研系列 480 人，护技药系列 229 人（表 2-1）。

表 2-1　申报情况一览

系列		总人数	正高	副高
教医研	申报人数	480	180	300
	考核人数	261	101	160
护理	申报人数	170	10	160
	考核人数	124	5	119

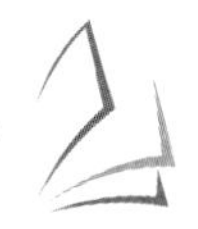

续表 2－1

系列		总人数	正高	副高
医技	申报人数	45	4	41
	考核人数	23	2	21
药学	申报人数	14	3	11
	考核人数	7	1	6

二、教医研系列业务考核情况

1. 总体情况

申报总人数为 480 人，其中已通过业务考核并经审核免试者 219 人（于××××—××××年考核合格），需要参加考核（包括专科技能考核和专家面试）261 人，共有 5 人不合格（其中 1 人在面试时弃考），总合格率为 98.08%（表 2－2）。

表 2－2　教医研系列业务考核情况一览

单位	申报人数	考核人数	不合格人数	不合格率
附属第×医院	130	75	略	略
×××纪念医院	79	39	略	略
附属第×医院	94	48	略	略
附属第×医院	30	14	略	略
附属第×医院	27	14	略	略
××眼科中心	22	17	略	略
××防治中心	76	43	略	略
附属××医院	22	11	略	略
合计	480	261	略	略

2. 医疗技能考核情况

医疗技能考核合格率为 100%，优秀（≥90 分）率为 88.12%，优良（≥75 分）率为 98.08%。合格（60～75 分）人数为 5 人，占 1.92%。各医院具体情况见附件 1 至附件 4。

3. 医疗专家面试情况

医疗专家面试合格率为 98.08%，优秀（≥90 分）率为 41.38%，优良（≥75 分）率为 95.02%。合格（60～75 分）人数为 8 人，占 3.07%；不合格人数为 5 人，占 1.92%，其中 1 人为弃考。

三、护技药系列业务考核情况

1. 总体情况

申报总人数为 229 人，其中已通过业务考核并经审核免试者（××××—××××年考核合格）75 人，需要参加考核的共 154 人（其中 1 人不合格），总合格率为 99.35%。

2. 操作考核情况

护技药操作考核优秀（≥90 分）率为 35.71%；优良（≥75 分）率为 93.51%；合

格（60～75分）人数为9人，占5.84%；60分以下人数为1人，占0.65%。

3. 理论综合考核情况

护技药理论综合考核优秀（≥90分）率为27.92%；优良（≥75分）率为81.82%；合格（60～75分）人数为11人，占7.14%；60分以下人数为1人，占0.65%。

4. 关于破格晋升护技药系列高级职务的考核成绩的问题

今年共有14名申请破格晋升护技药系列高级职务的考生参加业务考核。其中4人的操作考核和理论考核成绩均超过90分；1人的操作考核成绩超过90分，理论成绩不足90分；另外9人的操作考核和理论成绩均不足90分。

人事〔××××〕118号文件规定，破格晋升护技药系列高级职务的业务考核成绩应达90分以上（当时的合格分数线为80分）。今年学校调整了业务考核评分规则，以60分为合格线按百分制评分。建议提请人力资源管理处考虑是否调整破格晋升护技药系列高级职务人员业务考核成绩的相关要求。

特此报告，呈请领导批示。

附件：

1. ××××年教医研系列业务考核成绩及统计表
2. ××××年护技药系列业务考核成绩及统计表
3. ××××年业务考核不合格人员名单
4. ××××年破格晋升护技药系列高级职务人员的成绩

××管理处

××××年××月××日

二、请示

（一）关于请示

1. 请示的用途和应用范围

请示是下级请求上级给予指示、批准时使用的文种，在特定条件下使用，有特定应用范围。一般有以下情况时需要请示。

（1）请求上级机关给予指示。

（2）请求上级机关予以批准。

（3）请求批转。

2. 请示的特点

（1）请示事项必须是超出本单位职权范围的事项。

（2）请示必须在事前行文，不能先斩后奏，此为制发请示的重要原则。

（3）请示要主旨单一，必须严格执行一文一事制度。

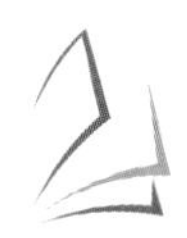

3．请示的种类

（1）请求指示类的请示。针对工作中出现的不知如何办理的具体问题，向上级说明有关理由或情况，请求予以答复或提出明确的处理意见。行文中，可以写明本单位的建议，以便上级机关批复时参考。

（2）请求批准类的请示。这是请示中最普遍的一种，必要时可采用附件形式，提供有关事项的完备材料，以便上级机关了解有关情况和审核批准。

（3）请求批转类的请示。

（二）拟写请示

各类请示的基本结构大致相同，由标题、主送机关、正文、落款部分、成文日期组成。此外，在文书眉首部分，必须标明签发人。

1．标题

标题通常由发文机关名称、事由、文种组成，如《护理学院关于改革考试方法的请示》等。要特别注意文种使用上的规范，不能将“请示”写成“申请”或“请求”，“请示”与“报告”不能混用，也不能写成“请示报告”，不能把标题写成《关于请求××××的请示》或《关于申请××××的请示》，造成语义重叠，应将2个标题中第一个标题的“请求”和第二标题的“申请”删去。

2．主送单位

只能标明一个直接上级机关名称。受双重领导的机关向上级请示，应根据上级职责，主送其中一个负责答复请示的机关，抄送另一个上级机关。

3．正文

请示的正文内容如下。

（1）简要说明请示的原因。从陈述原因开始，说明请示的理由、根据和目的，有时也要说明请示事项的背景。

（2）提出解决问题的意见或建议。这是请示的主体。重点说明该怎么办，多数情况下需要提出解决问题的初步方案。若有可供选择的不同方案或建议，则须提出本单位的倾向性意见。

（3）结尾。采用征询的语气和期请的语言，提出请求上级给予指示、批准或批转的要求。通常以“以上请示（意见）当否，请批示”“特此请示，请予审批”等惯用结语表达行文要求。

4．落款部分

规范地标明发文机关名称，规范地用印章。

5．成文日期

用阿拉伯数字标明成文的年、月、日。

（三）请示的写作要求

请示目的要明确，做到提出的建议和要求具体明白，解决问题的措施、办法和要求切实可行。按照一文一事原则，一篇请示只讲一个问题。严格按照隶属关系逐级行文，不能多头主送，也不能主送领导者个人（领导人明确要求的除外）。请示必须于事前行文，切忌先斩后奏。

例文2－6

××管理处关于××××年特殊一线岗位人才体检费用拨付的请示

×××副校长：

根据中组部《关于加强特殊一线岗位人才医疗保健工作的通知》（组通字〔2012〕50号）要求，及××大学××××年第三次××××（扩大）会议和××大学××××年第四次校长办公会研究决定，学校制定《××大学加强特殊一线岗位人才医疗保健工作实施方案（暂行）》，并成立特殊一线岗位人才医疗保健工作领导小组，由各附属医院承担体检任务，各校区门诊部负责体检健康建档。

××××年特殊一线岗位人才体检工作自9月启动后，各承担体检任务的单位积极配合体检工作，为特殊一线岗位人才提供专业的体检服务。学校文件规定的体检套餐费用为男××××.××元，女××××.××元。后因物价调整，各附属医院的体检费用都有所调整，详见各附属医院结算附件。

××××年确定的特殊一线岗位人才有148人，其中3名院士参加省里组织的院士体检，15人在体检工作开始前已明确不参加专项体检，7人经人才办多次沟通未能反馈信息，其余123人（名单见附件）体检费用结算见表2－3。

表2－3　体检费用结算

单位	应检人数			实检人数			结算金额
	男	女	人数	男	女	人数	
附属第一医院	69	7	76	66	7	73	略
附属第二医院	31	2	33	25	2	27	略
附属第三医院	11	0	11	10	0	10	略
附属第六医院××	2	0	2	2	0	2	略
附属第六医院北院区	1	0	1	1	0	1	略
合计	114	9	123	104	9	113	略

根据个人意愿，共有78人建立健康档案，按建档费60元/人结算见表2－4。

表2－4　建立健康档案人数及结算金额

单位	人数	结算金额
南校区门诊部	78	略

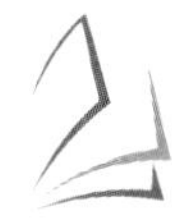

特殊一线岗位人才体检费用学校预算安排从00000～18005022高层次人才体检专项拨付。该项目审批人为×××副校长，因此，呈报您审批。

妥否，请指示。

附件：各附属医院专项人才体检费用结算申请

××管理处

××××年5月11日

（联系人：×××，联系电话：×××××××××。）

第三节　批复、意见

一、批复

（一）关于批复

1. 批复的用途和特点

批复是上级机关答复下级机关请示事项时所使用的文种。

2. 批复特点

（1）具有指示性。批复属于下行文种，反映领导机关的指示性、决策性意见，具有较强的约束力，下级机关必须遵照执行。

（2）具有针对性。批复是专门针对下级机关请示事项而写的，属于回复性文件。领导机关既可以肯定下级机关的请示事项，也可以否定其请示事项，但是必须紧密围绕请示事项行文。

（3）具有结论性。批复的内容相当于对下级请示事项的最终结论性意见，因而只发给提出请求的单位。当答复的问题具有普遍性，或批复事项涉及许多其他单位时，须用通知形式批转相关单位。

（4）具有简明性。批复的行文直来直去，简明扼要，用语精练简洁，语气肯定。

3. 批复的类型

（1）按照批复内容的表达方式，批复可分为表态式批复和阐发式批复。

（2）按照批复内容的性质，批复可分为肯定性批复、否定性批复和解答性批复。

（二）拟写批复

1. 标题

批复的标题与其他文种的标题有所区别，有2种写法。

（1）“发文机关名称＋请示事项＋文种”，如《××大学教务部关于××医学院更改临床教学计划的批复》。

（2）“发文机关名称＋表态词＋请示事项＋文种”，如《国务院关于同意设立“中国医师节”的批复》。

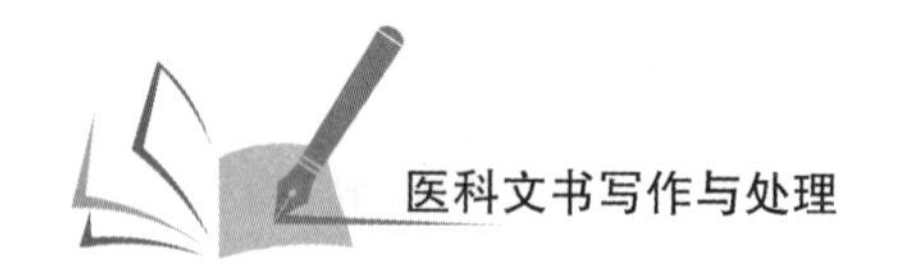

2. 主送机关

拟写批复时，应写明批复所针对的请示单位名称。

3. 正文

正文一般分为引据部分、批复意见和批复结语。

（1）引据部分。正文的开头用一句话说明是针对什么机关的什么请示而批复，通常引用请示的来文日期、标题和文号，这是为了增强批复的针对性。

（2）批复意见。批复意见是批复的主体内容，针对请示事项予以答复。一般用“经研究，现批复如下”引出批复意见，也可以直接用“经研究，同意……”写明批复事项，通常针对请示事项逐项说明。批复的态度要明朗，观点要鲜明，不可含糊其词、难以理解。

（3）批复结语。可用“特此批复”结束全文。有的批复没有结尾用语，把批复事项或问题说完即可。

4. 发文机关署名

拟写批复时，应在正文的右下方写明制发批复的机关名称或加盖印章。

5. 成文日期

拟写批复时，应在机关名称或印章下面用阿拉伯数字写明批复的年、月、日。

（三）批复的写作要求

批复是下级机关处理工作或解决问题的依据，因而批复的行文要非常慎重。批复态度要鲜明，不管同意与否，不能含糊其词、模棱两可，也不可回避请示内容，答非所问。部分同意请示或完全不同意请示的批复，在引述来文、表明态度之后，还需要有说理分析，然后才是结束语。但要注意的是，说理分析要简洁得体。要一文一复，不可将几件请示的批复意见集中起来写在一个批复当中。

例文2－7

关于××大学公共卫生学院工会召开第六届工会会员代表大会请示的批复

公共卫生学院工会：

你会《关于召开公共卫生学院工会第六届工会会员代表大会的请示》报告已收悉。经研究，同意你会于××月××日召开第六届工会会员代表大会，同意你会本次会员大会的各项议题和日程安排。望按照《中国工会章程》和《××大学工会工作规则》等有关规定开好大会，并做好换届选举工作。

此复。

××大学工会

××××年××月××日

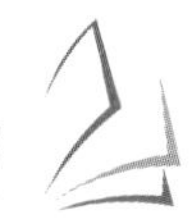

二、意见

（一）关于意见

意见适用于对问题提出见解和处理办法，是使用范围较广的文种。从行文关系的角度说，意见是比较特殊的文种，下行文、上行文和平行文都可以使用。作为下行文，意见具有指导和指示的功能，应当向下级提出明确的要求，以便下级遵照执行。如果文中没有明确的要求，下级可参照执行。作为上行文，意见具有请示的功能，可以按照请示的程序和要求办理。

（二）拟写意见

1. 标题

意见的标题要写明发文机关名称、事由和文种。

2. 题注或落款

在会议上通过的意见，应在标题之下以题注的方式标明通过意见的会议名称和具体日期。不属于在会议上通过的意见，则应按照医科文书的落款方式处理，即在正文右下方标写发文机关名称并加盖印章，下面写明成文日期。

3. 正文

意见的正文，要注意层次分明，一般分开头、主体和结尾三部分。开头应讲明制发意见的缘由、政策依据及发文意义，有时也说明发文背景。这部分应简明扼要。主体是意见的核心内容，要采用分条列项的方式，表明对相关问题的态度和处理意见，也可以拟制相应的小标题，统领各部分内容。结尾要强调实施要求或重要性，提出希望等。

（三）意见的写作要求

1. 找准行文角度

如果是请求上级审批的意见，应按请示的要求来写；如果是向下行文，就要提出符合实际、具体可行的政策与措施要求，切实发挥指导作用；假如向同级单位发出意见，则应以协商的态度，阐明本单位的意见和主张。

2. 讲求语言得体

不同的行文方向，需要运用相应规格的语言表达形式。

3. 注重条理清晰

意见要结构严谨、言之有序、层次分明、富有条理性。一般采用分条列项的方式表达，或适当设置小标题，突出发文机关的见解和主张。

4. 注意主题集中

撰写意见，应围绕一个主题，将一项工作、一个问题的性质、特点、利弊、主张和解决办法，讲深说透，切忌主题分散。

5. 重视政策性

意见是发文单位政策见解的体现。草拟人必须掌握大量第一手资料，深刻领会相关的方针政策，以此作为提出意见的指导思想，这是写好意见的基础。

例文2-8

××市人民政府办公厅
关于强化学校体育促进学生身心健康全面发展的实施意见
×政办发〔××××〕52号

各区人民政府，市政府各委、办、局，各市属机构：

为深入贯彻落实《国务院办公厅关于强化学校体育促进学生身心健康全面发展的意见》（国办发〔2016〕27号）精神，进一步推动本市学校体育改革发展，促进学生身心健康、体魄强健、全面发展，经市政府同意，现提出以下实施意见。

一、总体要求

（一）指导思想

（略。）

（二）工作目标

到2020年，全市义务教育阶段学生体质健康合格率达到98%，基础教育阶段学生优秀率达到15%以上；学生体育锻炼习惯基本养成，运动技能和体质健康水平明显提升，规则意识、合作精神和意志品质显著增强；学校体育课程更加丰富，体育课时和锻炼时间有效保障，体育场馆设施更加完善，器材配置全部达标，体育教学质量明显提高。

二、重点工作

（一）提升学校体育教学科研质量

进一步完善小学、初中和高中体育课程衔接体系，研究制定中小学体育与健康课程标准实施方案、体育课运动负荷评价标准和运动项目技能评定标准等，推进体育教育教学科学化、规范化。各级各类学校要开足开好体育课程，严禁削减、挤占体育课时，有条件的区可为中小学增加体育活动时间。鼓励学校开设体育特色课程。科学安排运动负荷，重视实践练习。提供适合不同类型残疾学生特点的体育教学内容，保障残疾学生接受体育教育的权利。建立市级体育教学资源信息化平台，促进体育教学资源的创新开发和应用共享。健全学校体育教学科研制度，完善体育教学科研体系，积极开展教学理论和实践研究，不断提升学校体育教学科研能力。建立健全专家咨询制度，强化对体育教学科研工作的指导、评估和监督。

（二）强化课外体育锻炼

（略。）

（三）健全体育训练竞赛体系

（略。）

（四）加快发展校园足球

（略。）

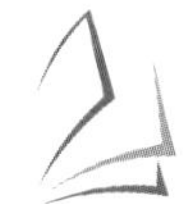

（五）完善学生体质健康测试及结果应用

（略。）

（六）积极开展学校健康教育

（略。）

（七）强化体育教师队伍建设

（略。）

三、保障措施

（一）加强组织领导

（略。）

（二）强化督导考核

（略。）

（三）健全风险管理

（略。）

（四）营造良好环境

（略。）

××市人民政府办公厅

××××年12月29日

第四节　公告、通告、议案

一、公告

（一）关于公告

1. 公告的用途与种类

公告是一种典型的告知性文书，适用于向国内外宣布重要事项或法定事项。根据发文目的及内容，公告可以划分为三大类，即告知性公告、公布性公告和事项性公告。

2. 公告的特点

（1）作者限定。

（2）性质庄严。公告在使用时应当慎重。

（3）内容单纯。公告的内容单一而具体，即一则公告只公布一件事。告知事项十分重大，一些公告为专门对外发布。

（4）公布广泛。公告的受文对象一般不做具体限定，涉及所有社会组织和公民个人。公告范围比其他任何一种文书发布和告知的都要宽泛。

（5）表达简洁。公告的表达方式采用直述其事的方式，简洁明了，不作议论发挥，语气庄重严肃。

（二）拟写公告

公告大多由标题、正文、签署、成文日期组成。因其直接对外发布，因此，在用纸规格和外观形式上有别于其他文种。

1. 标题

公告的标题一般由发文机关名称、事由和文种组成。

2. 正文

内容较少的公告，采用篇段合一式，直陈其事。如果内容相对复杂，可把全文分为两大层次：第一层次写公告的依据或原因，要求言简意赅；第二层次写公告的具体事项，可分项撰写。结尾时多用“现予公告”“特此公告”等结语。

3. 签署

对外张贴的公告，要署发文机关的全称，加盖发文机关印章，以示庄重；也可以由签发文件的领导人在落款处签署姓名或代以签名章。

4. 发文日期

发文机关名称之下用阿拉伯数字写明发布公告的年、月、日。

（三）公告的写作要求

要注意公告的发文权限。其原则上由国家较高级领导机关使用，用来向国内外公布重大事宜，医科的基层单位和业务部门不能滥用这一文种。要明确公告的使用范围。公告用于告知重大事项，其内容涉及面广，有必要令国内外相关人员获悉。公告的篇幅应简短，谨防歧义。行文时，应直陈其事。语言要明确肯定，语义要单一，不能含糊其词，出现歧义。公告文字要简洁凝练、严肃庄重。对公告所涉及的事实应反复核实，确保准确无误。

例文 2－9

××省关于餐饮服务环节安全监管和保健食品、化妆品卫生监管工作的公告

根据《省政府办公厅关于印发××省卫生健康委员会主要职责内设机构和人员编制规定的通知》（×政办发〔××××〕145 号）和《省政府卫生健康委员会关于印发××省食品药品监督管理局主要职责内设机构和人员编制规定的通知》（×政办发〔××××〕166 号）精神，目前，省卫生健康委员会、省食品药品监督管理局已进行了有关职能交接工作。

（1）自即日起，省卫生健康委员会、省食品药品监督管理局将各自依法履行新的监管职责。

（2）已经受理但未完成审核发证的化妆品卫生许可等工作，省卫生健康委员会将在 5 日内移交至省食品药品监督管理局。

（3）自公告之日起，我省保健食品行政许可、化妆品生产企业卫生许可受理工作

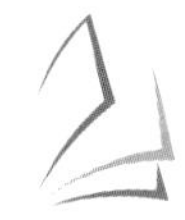

由省食品药品监督管理局负责。受理单位：省食品药品监督管理局行政受理服务中心，地址：××市××街5号，邮编：××××××，联系电话：××××××××。

××省卫生健康委员会
××省食品药品监督管理局
××××年××月××日

二、通告

（一）关于通告

1. 通告的用途

通告用于在一定范围内公布应当遵守或者周知的事项，具有行政约束力和法律效力，其适用范围内的社会各有关方面均应遵守或广泛知晓。如果违反通告，将被追究责任。因此，通告要注明发布机关、执行机关和通告规定条款生效的时间。

2. 通告的特点

（1）广泛性。通告的广泛性主要表现在涉及内容广泛，公布方式多样，适用单位广泛。

（2）周知性。通告直接面对告知范围内的人员，要求人们普遍了解和知晓有关事项、明确政策法令、严格规范自己的行为，而不是在系统内部逐级下达。因此，通告大多不必写主送机关。

（3）强制性。通告的政策法规效力和制约性很强。其常常对某些事项做出严格规定，适用范围内的人们必须遵守和执行，不得违反，否则将受到教育、处理，甚至法律制裁。

（4）简明性。通告事项要使用朴实简明、通俗易懂的语言来表达。

3. 通告与公告的不同

通告和公告均具有公布性和知照性特点，但是使用时要特别注意二者的区别，不能混淆。

（1）发布范围不同。公告是告知中外的文书，发布范围最为广泛。通告只是在国内一定区域或业务范围内发布。

（2）重要程度不同。公告所涉及的都是特别重大的事项；通告所涉及的是重要性相对一般的事项。

（3）作用性能不同。公告以宣布重大消息为主要目的，一般对告知对象没有直接的强制力或约束力；通告不仅要告知消息，并且对适用范围内的所有单位和人员都具有强制力和约束力。

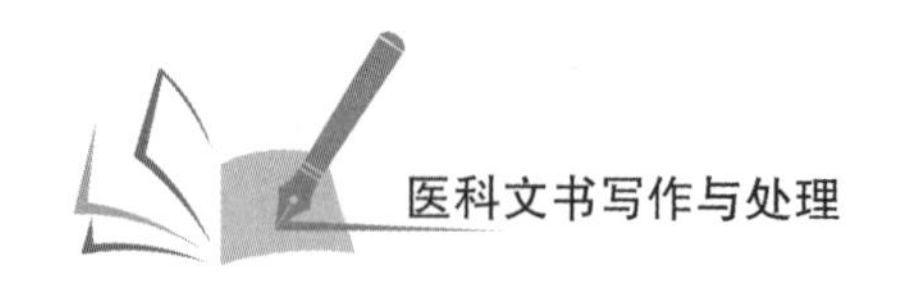

（二）拟写通告

1. 标题

通告的标题可以三要素齐备，即由发文机关名称、事由、文种组成，也可由发文机关名称和文种组成。

2. 正文

通告的正文通常由三部分组成。

（1）简要交代通告的行文根据或目的，以增强发文的权威性和针对性。

（2）准确说明通告的具体事项。如果内容较多时，为使条理清晰，要采用分条列项的方式表达。

（3）提出贯彻通告的明确要求。可以使用“请认真遵照执行”，也可以使用“特此通告”等习惯用语来结尾。

3. 发文机关署名

在正文之后写明发文机关名称并规范用印。

4. 成文日期

在发文机关之下用阿拉伯数字标明成文的年、月、日。

（三）通告的写作要求

通告的内容要遵守一文一事原则，主旨要明确。通告通篇围绕一个中心写出通告事项，表达的内容要清楚明白，使阅文者有章可循、有规可依。通告具有法定的约束力，因此，要对允许做什么、禁止做什么、做了禁止做的会有什么惩处均做出明确规定。有些通告以规定禁止事项为主，要求人们不得违反，因此，必须仔细斟酌。尽管通告的约束力很强，但是其毕竟不是单独立法。通告的内容要有法可依，要注意在内容上、在处罚规定上不能与现行法律规章相抵触。通告的语言要求通俗易懂，语气要庄重严肃，不能使用不容易理解的专门术语或冷僻的词汇，以免影响公众理解和遵守，语气要坚决、肯定、不容置疑。

例文 2－10

关于发布推荐性卫生行业标准《输血医学术语》的通告

国卫通〔2020〕7 号

现发布推荐性卫生行业标准《输血医学术语》，编号和名称如下。

WS/T 203—2020 输血医学术语（代替 WS/T 203—2001）

该标准自 2020 年 11 月 1 日起施行，WS/T 203—2001 同时废止。

特此通告。

国家卫生健康委

2020 年 4 月 23 日

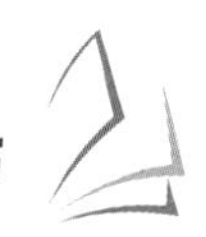

例文 2－11

××市人民政府关于做好××××年本市高考组织保障工作的通告

××××年高考将于6月7日（星期五）、6月8日（星期六）举行。为切实做好本市高考组织保障工作，确保高考顺利进行，现就有关事项通告如下：

（1）本市各级教育、公安、交通、宣传、城管执法、工商、电力、无线电管理等单位要按照分工，各负其责、密切配合，切实做好高考期间各项服务保障工作。气象部门要密切监测天气变化，及时为考生和考试服务保障单位提供高考期间气象信息。

（2）高考期间，本市所有工程一律禁止在夜间进行产生噪声的施工作业；在考点周边500 m范围内的建筑工地，全天不得安排产生噪声的施工作业，外语考试期间停止所有施工作业。各建筑施工企业要合理安排工程进度，制定并公告施工现场噪声污染防治管理措施，积极做好减噪、降噪工作。

（3）为减少对考点的噪声干扰，部分线路公交车辆将分时段对考点周边公交站点甩站或绕行。

（4）高考期间，全市严格控制各类大型会议和活动，为高考创造良好环境。

××市人民政府
××××年6月1日

三、议案

（一）关于议案

（1）限定性。议案是人民政府向同级人代会及其常委会制发议案。

（2）法规性。议案的提交和受理均有严格的程序要求，议案的内容范围、提出和处理时限等在法律上也有严格规定，必须遵照执行。

（3）单一性。拟写议案也要遵循“一文一案”的原则，不得将2件或2件以上的不同事项写进同一议案，以便于对议案的表决和处理。

（4）期复性。议案经同级人代会或人大常委会受理认定后，必须给予处理和答复。

（二）拟写议案

议案由标题、主送机关、正文、发文机关、成文日期、附件等部分组成。

1. 标题

标题采用完整结构，即“发文机关名称＋事由＋文种”。

2. 主送机关

要将主送机关（即同级人民代表大会及其常务委员会）名称在正文上方顶格书写。

3. 正文

议案的正文主要由立案理由、议案事项和审议请求组成。

(1) 立案理由。立案理由阐述提出议案的原因、根据和目的，要客观明了。

(2) 议案事项。议案所提出的请求审议的具体事项，主要包括重大事项案、立法案、选举案、罢免案、预决算案等。提请审议事项多数以附件形式附在正文之后，以备审议。

(3) 审议请求。结语部分为审议请求，多用“以上议案，请审议”或“现提请审议”等惯用语来表述。

4. 发文机关署名

既可署发文机关名称，也可署发文机关行政首长姓名。

5. 成文时间

用阿拉伯数字标明成文的年、月、日。

6. 附件

议案正文之下通常注明需要审议的法规草案或其他相关文件。

(三) 议案的写作要求

议案要符合现行法律法规和有关方针政策。因此，应搞好调查研究，广泛听取各方面意见，经过可行性论证，保证所提方案切实可行。议案要言之有理。一定要将理由和根据说清楚，文字表达要准确严谨、条理分明，使用数据要符合有关规定。拟写重大事项议案，要把事项的来龙去脉讲清楚。重大建设项目的议案，要注重在科学性、可行性、必要性等方面进行充分论证与说明。

例文 2－12

关于××市医疗问题的议案

由于本市人口以较快速度增加，特别是外来人口的急剧增加，使城市的医疗卫生服务面临巨大压力。虽然全市医疗卫生队伍在规模、水平及学科配置上已有较快的增长，但是面对剧增的人口，还存在着医疗人员数量不足、医疗卫生服务配置与资源分布不适应迅速变化着的本市人口分布格局、大部分医护人员的工作处在高负荷状态等问题，制约了本市医疗卫生服务能力和水平进一步发展与提升。

针对这些问题现提出以下建议。

(1) 全社会共同享有基本医疗卫生服务是一个社会普遍追求的目标，人是关键。本市医疗人员数量不足，恰是制约本市医疗卫生服务能力和水平进一步发展与提升的最重要因素。这就要求迅速建立医疗卫生人才引进、培养、使用、流动等适合本市实际的机制，积极参照国内外先进经验及模式上的可取之处，努力建造专业素质稳步提高、年龄结构梯度合理、学科齐全、管理水平先进的本市医疗卫生队伍。这里有一特殊的现象值得注意：一方面，本市的医护药技人员显得不足。另一方面，本市拥有的几家享誉国

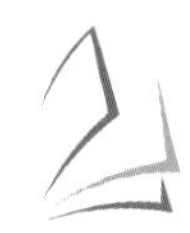

内的著名医科院校每年培养了许多医科方面的本科生、硕士研究生、博士研究生、博士后出站人员、到本市进修和考察人员、留学生。他们大多有较高的专业能力或素养，其中不少人选择到外地发展。各种调查显示，他们有留在近些年迅速发展的本市的愿望，但由于当地的消费水平，特别是购房压力，导致愿望难以实现。期盼相关方面对有较高专业水平的医科专门人才实行相应的帮扶政策，为本市挽留医疗人才，对引进并与单位签订若干年以上服务期协议的创新型和紧缺型人才，优先录用、放宽编制，给予政府特殊津贴和购房补助；制定人才规划及实施措施，拓宽人才引进渠道，大力引进高层次人才。

(2) 在吸引新的医疗人才来我市的同时，还要发挥好在岗的医护人员的积极性。当前医护人员的工作仍处于高负荷状态，相关管理机构及部门要关心他们。一方面，进一步加大医疗卫生队伍建设的投入，强化在岗在职培训，完善在岗在职考核制度，增强职业操守教育，提升本市整体医疗卫生服务水平，减少缓解医患矛盾，为爱岗敬业的医护人员鼓劲撑腰；另一方面，营造好就医环境，为医疗卫生队伍成长提供良好环境。

(3) 根据本市的人口分布及发展水平的迅速变化，尽快调整医疗资源分布和医疗机构布局，构建与本市发展相适应的辐射全市的市级公共卫生服务体系，将市级规模医院和各基层医疗服务单位配套齐全，形成一个统一协调、布局合理的医疗卫生服务体系。

(4) 营造尊重人才、鼓励创新、信任理解的良好环境，为医疗卫生人才提供施展才华的机会。关注长期服务的医疗卫生技术人员的在职称晋升、业务培训，在待遇政策等方面给予适当倾斜，增加用于培养、奖励及科研项目等医疗卫生人才队伍建设的专项资金。对在医疗卫生事业中表现突出的优秀人才，给予表彰奖励和津贴补助等。

××市人民代表大会代表×××

××××年××月××日

第五节　通知、通报

通知、通报属于周知性文书。

一、通知

（一）关于通知

1. 通知的功能

通知适用于发布、传达要求下级机关执行和有关单位周知或执行的事项，以及批转或转发文书。在各单位的对外发文中，使用频率最高、应用范围最广的就是通知。

2. 通知的类型

（1）指示性通知。指示性通知用于传达领导机关的重要指示精神，部署工作任务，以及要求下级机关执行某些事项。这是通知中最重要的一类。

（2）规定性通知。规定性通知用于对某些方面的工作制定政策，提出规范和要求。与指示性通知相比，其侧重于操作层面的内容，规定何时做什么、应怎样做、不应怎样做，具有非常强的规范作用。

（3）事务性通知。事务性通知用于办理临时性的具体的工作事项。与指示性、规定性通知相比，事务性通知是在更具体的层面告知被通知者办什么事、在哪里办、何时办理、怎样办理。这类通知的正文篇幅一般都比较简短，只要将有关要素写得准确、具体、清楚即可。

（4）知照性通知。知照性通知用于要求有关单位周知某一临时性活动、一般事项或公务信息的沟通等。

（5）批转、转发、发布性通知。批转、转发、发布性通知用于批转下级单位的文书，转发上级单位和不相隶属单位的文书，发布条例、规定等规范性文件。

（6）聘任通知。聘任通知专门用于任免干部和聘用有关人员。

3. 通知的基本特征

（1）适用广泛性。通知的行文主体包括各级医科单位及其部门；通知的内容既包括上级指示意见，也可以部署工作任务或告知重要公务信息；从行文关系来说，通知用于下行文和平行文均可。

（2）主题单纯性。通知具有主题单一的特点，严格遵守一文一事的原则，一份通知只涉及一件工作、一个问题、一项公务活动。

（3）时效明显性。凡是下达通知，收文单位都要在一定时间范围内执行和办理，因此，通知的正文中通常包括时间要素。

（4）表述灵活性。根据通知内容的繁简程度，通知的表述形式可以多层多段，也可以篇段合一。此外，通知在内容安排上也较灵活，没有固定不变的表达方式。

（二）拟写通知

各类通知都由标题、主送机关、正文、署名、成文日期等基本部分组成。

1. 标题

通知的标题要做到准确标明事由部分，以便下级机关准确理解、执行和办理。特殊紧急情况下的发文，可以在标题中体现紧急程度。内部会议通知、聘任通知等可以适当精简发文机关或事由部分。凡属于批转、转发、发布文件的通知，标题中应写明“批转”“转发”“发布”“印发”等字样，以明确所发通知的特点。被批转、转发、发布的文件属于法规制度类文书的，则应在原文标题外加注书名号；否则不加书名号。

2. 主送机关

在正文上方的左侧顶格标明主送机关名称。下达普发性通知时，应当概括性地标明下级机关名称。

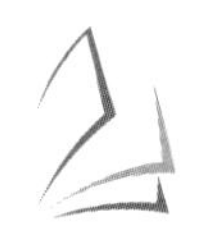

3. 正文

正文是通知的主体部分。正文的内容依次包括三部分：通知的缘由、目的、意义或依据，通知事项，通知的执行要求或希望。具体表述时，内容简单、篇幅简短的通知，可以采用篇段合一的方式；内容重要和篇幅稍长的通知，可采用分层表达的方式，依次分为开头、主体和结尾。一般来说，通知的事项应分条列项表达。不同类别的通知，正文的写法差别较大，要根据实际情况而定。

4. 署名

准确标明发文机关名称并规范加盖机关印章。

5. 成文日期

在发文机关署名之下右侧，用阿拉伯数字标明成文的年、月、日。

（三）通知的写作要求

1. 通知事项要明确

通知的操作性很强，必须将需要传达、贯彻、落实、周知的事项交代清楚，便于收文单位理解和执行。

2. 主题要集中

通知要解决实际问题，因此，要严格执行一文一事制度，只说明一件事情、布置一项工作，保证主题单一，让人一看就明了，以便迅速执行与办理。

3. 确保清晰表达

通知以说明为主，无论是采用篇段合一方式还是采用分层表达方式，在文字表达上都要做到准确简练、层次分明、条理清晰，使阅文者一目了然，避免产生歧义。

4. 注重发文依据

为了增强发文的权威性，要注意将发文的政策法规依据或事实依据给予明确交代。

例文 2－13

关于依法科学精准做好新型冠状病毒肺炎疫情防控工作的通知

联防联控机制发〔2020〕28 号

各省、自治区、直辖市及新疆生产建设兵团应对新型冠状病毒肺炎疫情联防联控机制（领导小组、指挥部）：

为贯彻落实国务院应对新型冠状病毒肺炎疫情联防联控机制关于科学防治、精准施策、分区分级做好新型冠状病毒肺炎疫情防控工作的指导意见，进一步提高新型冠状病毒肺炎疫情防控工作的科学性、精准性，依据《中华人民共和国传染病防治法》《突发公共卫生事件应急条例》等法律法规，现就做好防控工作有关事项通知如下。

一、总体要求

根据当前疫情防控形势发展趋势变化，突出重点、统筹兼顾、分类指导、分区施策，坚持依法防控、科学防治、精准施策，加强重点人群、重点场所管控，着力抓实抓

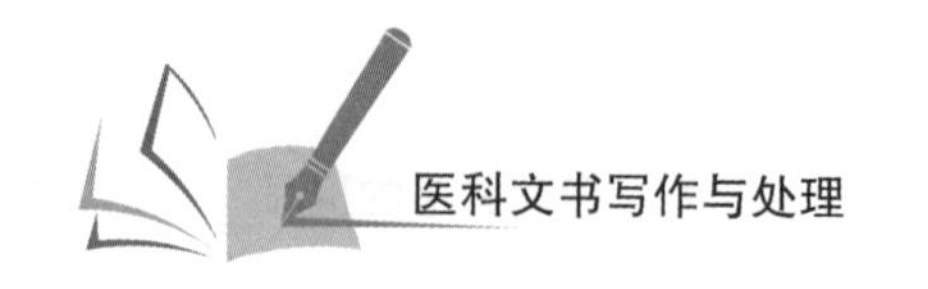

细各项措施，提高疫情防控的科学性、精准性和针对性。

二、具体措施

（一）加强人员社会管控，严防输入和扩散风险。

1. 实行人员分类管理

根据居民近期旅行史或居住史、目前健康状况、病例密切接触史等判断其传播疾病风险，将居民划分为高风险、中风险、低风险人员，采取针对性的管控措施。高风险人员在定点医疗机构、定点医学观察机构或居家实施严格的隔离治疗或医学观察，相关机构和社区对其进行严格管控。中风险人员严格落实居家隔离医学观察要求，自觉接受社区管理。低风险人员体温检测正常可出行和复工。对疫情特别严重的湖北省继续采取最严格的防控措施，已实施交通管控的武汉市和湖北省其他地市，严控人员输出；未实施交通管控的地市，人员抵达目的地后一律集中隔离 14 天。

2. 有效落实“四早”措施

有关部门、医疗卫生机构要认真落实传染病早发现、早报告、早隔离、早治疗的“四早”措施，切断传播途径，防止扩散。要做好新冠肺炎病例、聚集性疫情、社区疫情的监测和报告，鼓励单位和个人发现、报告相关病例和疫情。要强化实验室检测和诊断，切实提升检测质量和诊断时效。要综合运用流行病学调查和大数据分析方法，及时发现可疑病例、密切接触者并进行追踪管理。各地要指定发热门诊、定点收治医院开展发热病人筛查，及时诊断并隔离治疗新冠肺炎病例，做到“应检尽检”“应收尽收”“应治尽治”，防止漏诊、误诊，防止轻症转重症。

3. 鼓励实行动态健康认证

鼓励有条件的地区推广个人健康码等信息平台，不具备信息化条件的地区可采用个人健康申报等方式，居民通过网络平台申领电子健康码或通过社区申领纸质版健康码（健康通行卡），获得出行、复工等资格。政府有关部门、用人单位、社区等综合判断个人健康风险等级，实现特殊时期动态健康认证。

（二）做好重点场所防控，严防扩散风险。

1. 落实社区防控责任

充分发挥社区动员能力，实行网格化、地毯式管理，责任到人，联系到户，确保各项防控措施切实落实、不留死角。针对未发现病例的社区，实行“外防输入”的策略，做好组织动员、健康教育、信息告知、重点地区和高风险地区返回人员管理、环境卫生治理、物资准备等工作。针对出现病例或暴发疫情的社区，实行“内防扩散、外防输出”的策略，在采取上述措施的基础上，还应当做好密切接触者管理和消毒等工作。针对出现疫情传播的社区，实行“内防蔓延、外防输出”的策略，进一步实行疫区封锁、限制人员聚集等措施。

2. 落实用工单位防控责任

用工单位严格落实复工复产疫情防控要求，做好返岗员工登记报备并建立员工健康台账。对于需要接受隔离医学观察但无相关症状的员工，经检测筛查排除感染，可适当缩短隔离时间，在做好防护措施的情况下提前返岗。做好办公场所、工区及公共区域、职工宿舍的通风消毒、环境清理等工作，为员工配备必要的个人防护用品。实行“进出检”制度，做好员工日常体温检测和健康监测。实施分区作业、分散错峰就餐，控制会议频次和规模，尽量减少人员聚集。鼓励具备条件的企事业单位采取错时上下班、弹性工作制或居家办公方式。单位应当设立隔离观察区域，员工出现可疑症状时应当及时隔离并安排就近就医，配合当地疾控部门做好病例报告、流行病学调查、相关区域封闭消毒等工作。

3. 落实院校防控责任

各地根据疫情发展情况确定开学时间，严禁学生提前返校。院校开学前做好预案和监测设备准备、隔离空间预备、环境卫生改善等工作。开学后学校医务室加强监测，对来自疫情防控重点地区、和确诊病人有过接触及有相应症状的学生，采取单独隔离措施。开展“晨午晚检”，实行“日报告”“零报告”制度，加强因病缺勤管理，对因病缺勤学生和教职员工及时追访和上报。校园实行封闭管理，禁止校外人员进入，不组织大型集体活动。学生和教职员工如出现发热、乏力、干咳等可疑症状，应当及时隔离并安排就近就医，发现病例的院校，要及时向辖区疾控机构或医疗机构上报，积极配合做好流行病学调查，以班级为单位，确定防控管理场所，排查甄别密接人员，严格采取消毒隔离等针对性防控措施。

4. 加强公共服务类场所防控

对农贸市场、商场、超市等生活必需类场所及酒店、宾馆等生活服务类场所，在精准有序推动开业的同时，严格落实环境卫生整治、消毒、通风、“进出检”、限流等措施，商超物品尽量提前包装标价，推荐顾客自助购物、自助结算，缩短排队等候时间。提供住宿服务的经营单位要如实登记旅客信息，对来自疫情防控重点地区的旅客进行排查并及时报告当地疾控机构，按照疾控机构的指导采取相应措施。对公共交通工具和机场、车站、码头等人员密集场所，按要求设立留验站，配备必要人员设备，严格落实体温筛检等防控措施，发现可疑人员应当劝阻其登乘，进行暂时隔离，并立即通知检疫部门或当地卫生健康部门及时处置。

5. 加强特殊场所疫情防控

对监管场所、养老机构、福利院、精神卫生医疗机构等特殊场所，重点防控输入性疫情和内部疾病传播。要开展预防性卫生措施，全面排查入监干警职工、养老机构、福利院、精神卫生医疗机构工作人员等，落实体温检测和健康监测制度，禁止有可疑症状的人员上岗。要密切关注服刑人员、机构老年人、儿童、精神障碍患者的健康状况，出现新冠肺炎可疑症状，应当立即隔离观察并及时送医排查。要做好防控物资配备，加强日常消毒和环境卫生，加强个人卫生防护。出现确诊、疑似病例，应对其可能活动场所开展全面消杀，规范处置个人物品，对其密切接触者按要求进行集中隔离医学观察。

6. 加强农村疫情防控

充分发挥农村基层党组织、村民自治组织以及乡镇卫生院、村卫生室作用，组织动员农民群众开展群防群控。减少集市等人群聚集活动，做好出外打工人员防疫常识教育。对乡镇（涉农街道）和村组实行网格化管理，对发现病例的县，对疫点进行终末消毒和环境卫生清理，除有病例村组外，允许其他村组村民有序出行。具备条件且防控措施到位的乡村旅游场所，可逐步有序对外开放，经营主体落实防控责任，确保游客和工作人员健康安全。

三、加强组织领导

（一）强化责任落实

各地各级要增强大局意识，统筹抓好疫情防控和经济社会发展，压紧压实属地责任、部门责任、单位责任、家庭责任、个人责任，依法依规落实科学防控、精准施策总要求，推动由全面防控向精准防控、重点防控转变。

（二）强化信息通报

各省、自治区、直辖市人民政府要尽快公布当前本省低风险、中风险、高风险县（市、区、旗）名单，落实分区分级管控要求，并将动态调整的风险地区名单作为疫情防控工作措施日报告内容及时报送国家卫生健康委。

（三）强化宣传引导

切实加强传染病防治法等法律法规宣传，引导全社会在法治轨道上统筹推进各项防控措施。及时回应媒体关切，引导群众切身感受疫情发展的向好趋势。全面做好政策解读，进一步凝聚民心、坚定信心、稳定人心。

（四）强化监测评估

动态评估防控成效，及时调整防控策略，全面提高建章立制规范性、风险识别合理性、措施落实精准性。

附件：

1. 人员健康管理技术方案
2. 新型冠状病毒肺炎“四早”技术方案
3. 医疗机构新型冠状病毒肺炎防控技术方案
4. 社区（乡镇、村）新型冠状病毒肺炎防控技术方案
5. 办公场所和公共场所新型冠状病毒肺炎防控技术方案
6. 工业企业和建筑施工企业新型冠状病毒肺炎防控技术方案
7. 商场、超市等场所新型冠状病毒肺炎防控技术方案
8. 客运场站及交通运输工具新型冠状病毒肺炎防控技术方案
9. 托幼机构新型冠状病毒肺炎防控技术方案
10. 中小学校新型冠状病毒肺炎防控技术方案
11. 大专院校新型冠状病毒肺炎防控技术方案
12. 监狱新型冠状病毒肺炎防控技术方案
13. 养老机构（老年福利院）老年人新型冠状病毒肺炎防控技术方案
14. 儿童福利院新型冠状病毒肺炎防控技术方案
15. 精神卫生医疗机构新型冠状病毒肺炎防控技术方案

国务院应对新型冠状病毒肺炎疫情联防联控机制
2020 年 2 月 24 日

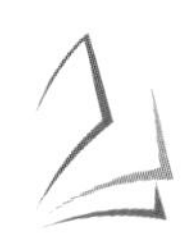

例文 2－14

××市卫生和计划生育委员会办公室关于加强人感染 H7N9 疫情防控工作的紧急通知

各区县（自治县）卫生计生委、××新区社发局、××经开区卫生计生局、各委属（代管）单位、××军医大学各附属医院、解放军×××医院、武警××市总队医院、大型企事业单位职工医院：

近期，××、××省等周边邻近省相继发现人感染 H7N9 病毒病例，××市××区、××区在部分养鸡场、外环境中也陆续检出多份 H7N9 流感病毒阳性标本。市疾控专家经过研判分析认为，在 2 月和 3 月发生本地人感染 H7N9 的风险很高。市委、市政府领导对 H7N9 防控工作高度重视，多次做出重要批示。为进一步贯彻落实市领导批示精神，切实做好全市人感染 H7N9 疫情防控工作，经市委、市政府领导同意，现将有关事项紧急通知如下，请严格遵照执行。

一、加强组织领导

（略。）

二、加强医疗救治

（略。）

三、加强疫情监测

（略。）

四、加强应急保障

（略。）

五、加强技术培训

（略。）

六、加强协调联动

（略。）

七、加强应急处置

（略。）

八、加强督促指导

（略。）

九、统一宣传口径

（略。）

十、加强信息报告

（略。）

附件：

1. ××市人感染 H7N9 禽流感防控工作领导小组名单
2. ××市人感染 H7N9 禽流感防控治疗专家组名单

××市卫生和计划生育委员会办公室

××××年 2 月 14 日

例文 2－15

××省卫生健康委关于下达××××年度××省医学科研基金立项项目的通知

×卫科教函〔××××〕8号

各地级以上市卫生健康局（委），各有关高等医药院校，各有关单位：

现将××××年度××省医学科研基金立项项目下达给你们，并将有关事项通知如下。

（1）××××年度××省医学科研基金项目共968项，其中立项资助502项，立项非资助466项，补助经费400万（补助经费另文下达）。各推荐单位立项项目详见附件1，可登录“××省医学科研基金项目管理系统”（下称“项目管理系统”）查询。

（2）各推荐单位要及时组织项目承担单位签订省医学科学技术研究基金项目合同书。请项目承担单位和推荐单位于4月30日前完成合同书网上填报、审核和提交，于6月4日前将纸质合同书由各地市统一送交我委科教处。合同书签订程序见附件2。

（3）各项目承担单位要严格按照科研经费使用范围和有关规定管好用好财政资金，根据项目合同书组织实施，确保按期完成科研任务，提升创新能力。各推荐单位要加强项目监督检查，强化管理，提高项目绩效。

（4）项目研究期限为2年，到期后按照《关于进一步做好省医学科学技术研究基金项目后期管理工作的通知》（×卫办函〔××××〕263号）有关规定结题验收。

项目管理联系人：×××，联系电话：×××－×××××××××；项目管理系统技术支持电话：×××－×××××××××。

附件：

1. ××××年度省医学科研基金立项项目一览表（按推荐单位下发）
2. ××省医学科研基金项目合同书签订程序

××省卫生健康委

××××年2月22日

例文 2－16

××医科大学关于明确我校部分跨单位调动教工及子女医疗保障关系的通知

学校机关各部（处、室），各学院、附属医院，就业指导中心，××校区管委会：

随着学校、附属医院的快速发展，部分人员因工作需要进行跨单位调动，其医疗保障关系需要进一步明确。为体现“大×医”协同发展及学校、高级别医院对发展中医院的支持，结合学校关于大学与附属医院间、附属医院之间的人员工资待遇返纳有关文件精神，在××省实施省直单位及省属高校纳入城镇职工医保体系改革前，经学校研

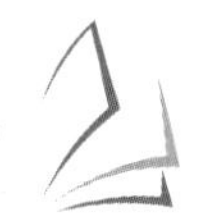

究，提出此过渡性方案，明确如下。

一、从附属医院调入学校的教工及其子女的医保关系

原人事关系由附属医院调入学校的在编教工（含统筹医疗子女），根据就近医疗原则，可选择继续由原附属医院或学校一方包干。

办理流程及费用保障：

（1）继续选择由原附属医院包干者，办理流程为：在学校医院管理处主页下载相应申请表格→在学校人事处确认人事关系→在学校医院管理处登记备案→由包干医院公医办或医保办（处）登记执行。学校按相应标准［职工3 000元/(人·年)，统筹子女60元/(人·年)］及实际发生体检费，按年度下拨至相应医院。

（2）选择由学校办理包干的，按校内公医申请流程办理。

二、从学校调入附属医院的教工及其子女的医保关系

原人事关系在学校（校本部、原×校区、××校区）的在编教工（含统筹医疗子女），调入附属医院的，根据就近就医原则和当地政府医保政策要求及调入医院医疗保障管理规定，该部分人员选择原体系包干医院或新调入的医院之一进行医疗保障。

办理流程及费用保障：

（1）继续选择由原单位（学校）包干者，办理流程为：在学校医院管理处主页下载相应申请表格→在调入医院人事部门确认人事关系→在调入医院审批登记→由学校医院管理处登记备案→由包干医院公医办或医保办（处）登记执行。新调入医院按相应标准［职工3 000元/(人·年)，统筹子女60元/(人·年)］及实际发生体检费，按年度核拨返还其保障医院。

（2）选择由新调入医院进行医疗保障的人员，结合当地医保政策，按照调入医院相关规定办理。

三、校内附属医院间调动的教工及其子女的医保关系

附属医院间调整的编内人员（含统筹医疗子女）医疗关系办理流程及费用保障：

（1）属于人事关系跨医院调动的人员，根据就近就医原则、当地政府医保政策要求及调入医院医疗保障管理规定，可选择由调入医院并参照大学内部公医保障政策或××职工医保政策其中一种方式，享受医疗保障。选择由调入医院负责医疗保障的，按调入医院相关规定办理。对于选择继续由原医院进行医疗保障的人员，办理流程为：在学校医院管理处主页下载相应申请表格→在调入医院人事部门确认人事关系→在调入医院审批登记→在原工作医院人事部门确认人事关系→由原工作医院公医办或医保办（处）登记执行。由调入医院按相应标准［职工3 000元/(人·年)，统筹子女60元/(人·年)］及实际发生的体检费，按年度核拨返还其保障医院。

（2）对于属于帮扶、共建性质的调整人员，由原医院继续负责医疗保障。

四、工作要求

（1）各保障医院要重视和关心在快速发展中因工作需要而调整的部分教职员工的医疗保障问题，用实际行动支持和鼓励各附属医院间学科共建、帮扶和发展。

（2）各保障医院要根据本通知要求，结合医疗证年审及换卡工作，做好相关教工及子女的医疗保障，落实相关费用，不得推诿、拒绝其保障要求。

(3) 统筹子女医疗关系需要与父/母一方绑定实施医疗保障。医疗保障关系一旦确定，原则上在管理年度中不可变更。

(4) 本通知自印发之日起执行，具体实施条款由大学医院管理处负责解释。

附件：

1. ××医科大学编内人员公费医疗跨单位保障申请表（从附属医院调入学校）
2. ××医科大学编内人员公费医疗跨单位保障申请表（从学校调入附属医院）
3. ××医科大学编内人员公费医疗跨单位保障申请表（附属医院间调动人员）
4. ××医科大学编内人员统筹子女公费医疗跨单位保障申请表

××医科大学

××××年×月××日

（联系人：×××　×××　电话：×××××××××，×××××××××）

××医科大学党政办公室　　　　××××年4月19日印发

例文2－17

关于××××年在职临床医师以研究生毕业同等学力申请临床医学博士专业学位资格认定的通知

各附属医院：

××××年全国医学博士外语统一考试成绩（英语在职）及其合格线已由国家医学考试中心下达，我校共有17位申请人通过英语考试，达到我校在职临床医师申请临床医学博士专业学位对外语水平的要求。根据《××大学临床医学和口腔医学专业学位研究生培养与学位工作实施细则》的规定，对上述通过英语考试人员需要进行“在职临床医师以研究生毕业同等学力申请临床医学博士专业学位”资格认定，现将具体事项通知如下。

一、资格认定对象

报名参加××××年在职临床医师申请临床医学博士专业学位全国医学博士外语统一考试且成绩合格者（附件1）。

二、资格认定程序

（一）提交材料

申请人于××××年9月9日—9月15日（公休日除外）向学位办公室提交下列材料：

(1) 临床医学博士专业学位资格认定申请书（附件2）一式两份。申请人提交申请书时，“指导教师意见”及以上栏目的内容应填写完毕。

(2) 两名专家推荐书（附件3）各1份。推荐人应是申请学位的学科领域内临床医学教授或主任医师，至少有1位是我校的博士研究生指导教师（可以是申请博士学位的论文指导教师)。

(3) 硕士阶段的成绩单(加盖本单位人事部门公章或硕士研究生培养单位主管部门公章)。

(4) 申请博士学位的论文工作计划(含已经完成的研究工作内容,附件4)。

(二) 资格审查

(1) 学位办公室在收齐上述材料后,委托接受申请学位的医院组织专家小组对申请人进行资格审查,专家小组由不少于5位具有正高级职称的专家组成。

(2) 研究生院将通过资格审查的材料报请校学位评定委员会主席审批。

(三) 发放资格认定通知书

学位办公室在××××年9月下旬将审查结果通知申请人及有关单位,并向申请人发放资格认定通知书。

三、其他说明

(一) 关于确定导师

在职临床医师申请临床医学博士专业学位的导师由接受申请的医院指定,或申请人在接受申请的医院自行联系。选定的导师应具有申请学位专业的博士研究生导师资格,指导或参与指导过一届临床医学专业学位博士研究生。

(二) 关于课程学习

申请人持资格认定书在规定时间内到××医学院研究生教育工作室办理修课手续,并根据所修课程的门数缴纳课程学习费。

按照申请博士学位的学科专业培养方案的规定,必修课程包括外国语、基础理论课及专业课,总数不少于4门(不包括学术规范、实验室安全),选修课程由导师指定和申请人自行选择。所修课程的门数由导师制订的培养计划决定。课程考试的合格标准为60分以上(含60分)。所有课程与我校博士研究生同堂同卷考试,成绩按同一标准评定。

所有课程考试必须在资格认定后1年内完成,否则本次申请无效。

(三) 关于临床能力和论文工作要求

按《××大学临床医学和口腔医学专业学位研究生培养与学位工作实施细则》(××研院〔××××〕××号)执行。

(四) 关于发表学术论文要求

在职临床医师申请临床医学博士专业学位发表学术论文的要求与全日制临床型博士研究生发表学术论文的要求相同,即在资格认定后至申请学位答辩期间发表符合《××大学关于博士研究生发表学术论文的具体规定》要求的学术论文,方能获得学位。

(五) 关于收费标准

按××大学教育收费标准(××省收费许可证×费001005号),博士学位课程学习收费(同等学力人员):2 000元/每门课,在职申请博士学位学费(同等学力人员):15 000元。

附件:

1. ××××年××大学在职临床医师全国医学博士英语考试成绩合格名单

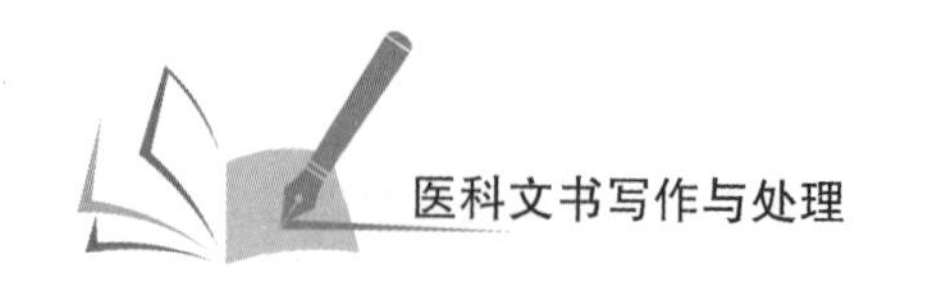

2. 在职临床医师以研究生毕业同等学力申请临床医学博士专业学位资格认定申请书
3. 在职临床医师以研究生毕业同等学力申请临床医学博士专业学位专家推荐书
4. 在职临床医师以研究生毕业同等学力申请临床医学博士专业学位论文工作计划

××大学研究生院
××××年9月8日

（联系人：××　联系电话：×××－×××××××××）

例文2－18

关于××××年下半年同等学力人员申请临床医学博士专业学位论文答辩的通知

各附属医院（中心）及同等学力申请博士学位人员：

现将我校××××年同等学力人员申请博士学位论文答辩相关事项通知如下。

一、申请答辩条件

（1）通过我校同等学力人员申请博士学位资格认定（资格认定时间为××××年6月及以后的）。

（2）在资格认定后1年内完成所有的课程考试。

（3）通过开题审核，已完成论文写作及通过预答辩。

（4）论文答辩申请通过导师、院系审核。

（5）在学期间完成了符合申请学位要求的学术成果。

二、申请答辩程序

（一）网上申请

申请人请于××××年10月25日前，登录××大学校务管理系统 http://uems.××××.edu.cn/graduate/web/login.html 填写“××大学博士学位论文答辩申请书”（请使用谷歌 chrome 或 360 极速版浏览器打开，并选择“校务系统账号”登录系统）。用户名为申请号（申请号开头为“TB”），申请号见同等学力人员资格认定通知书。

密码：初始密码为用户名。申请人在完成网上申请并提交《×××博士学位论文答辩申请书》后，下载并打印该申请书，在签名处亲笔签名后，交导师填写“指导教师意见”。申请书将作为学位档案保存，要求填写规范，格式正确，不可涂改。

（二）提交申请材料

申请人请于××××年10月26日前（8:30—11:30，15:00—17:00），携带以下材料到研究生院学位办公室（研究生院108室）办理答辩手续：

（1）《××大学博士学位论文答辩申请书》。申请书必须由导师及相关院系签署审核意见。曾提交答辩申请但未通过论文评审或答辩者，须重新提交申请书。

（2）《××大学同等学力博士课程成绩单》一式三份。成绩单由××医学院填写并审核盖章。

(3) 公开发表的用以申请学位的学术成果（具体根据各附属医院申请临床医学、口腔医学博士专业学位的条件）。

(4) 请提供与校务系统照片电子版一致的纸质版照片（2 张，蓝底，大一寸）。在校务系统上传的电子版照片规格必须符合要求，严禁上传规定之外的电子版照片。

(5) 交费证明。根据《××省收费许可证》（×价〔××××〕×××号），同等学力者首次申请博士学位学费为 15 000 元，再次申请为 7 500 元。

三、论文评审和答辩组织

学位办公室对申请人的答辩资格进行审核后，由各院系通知通过审核的答辩申请人登录校务系统（http://uems. ××××. edu. cn/graduate/web/login. html）上传学位论文电子版。论文电子版格式应符合《××大学关于研究生学位论文编写格式的要求》（格式参见研究生院主页"学位工作－管理规定"）。论文命名格式为"申请号＋专业名称"。论文将进行匿名评审，请注意论文的扉页、中英文摘要、正文及附录部分均不得出现申请人和导师的姓名，致谢部分暂不收录。

申请人导师是第一责任人，须严把论文质量关，坚决杜绝"问题论文"的出现。

论文评审使用教育部学位与研究生教育发展中心论文送审平台进行匿名双盲送审。各培养单位负责将申请人的论文上传至送审平台，学位办公室负责使用送审平台进行送审。

培养单位根据论文评审结果决定是否同意组织论文答辩，并落实答辩的具体安排（包括时间、地点）。

论文评阅和答辩要求依照《××大学临床医学和口腔医学专业学位研究生培养与学位工作实施细则》执行。

论文评阅完成后，培养单位负责将评阅结果录入我校研究生教育管理系统，并根据论文评阅结果决定是否同意组织论文答辩。

论文答辩和临床能力考核应在 11 月下旬前完成。请申请人主动与有关院系保持联系。答辩委员会成员应为本领域高水平专家，必须经过学位办公室审核通过后方能聘请。答辩委员会主席原则上应由校内专家担任。申请人须根据论文评阅书所提出的存在问题及修改建议，做出相应修改，形成学位论文修改对照表（答辩）（附件 2）。论文评阅通过者参加答辩的具体安排（包括时间、地点）由院系负责。

论文答辩会后，学位申请人应当按照答辩委员会提出的建议修改论文，形成学位论文修改对照表（专委会）（详见附件 3）。经导师同意后，方可提请院系研究生学位审议机构审议。

院系研究生学位审议机构应逐个对申请人的情况进行全面审议：包括对照学位论文答辩意见的修改情况进行审议，并形成明确意见，重要的意见和建议会后应书面报上级学位评议机构讨论。

四、提交材料

申请人答辩通过后 2 周内，将学位论文电子版（pdf 格式）和纸质版提交至院系，由院系统一提交至学校图书馆，用于校内学位论文抽查。

注意：提交论文电子版时所填写的学号为申请号。

五、有关授予博士学位的说明

统考英语成绩和取得申请学位资格的有效期（分别自取得统考英语考试成绩和通过资格审查之日起计算）均为三年。学位申请人必须在统考英语成绩和取得学位申请资格有效期内，按要求完成培养方案规定的课程学习且成绩合格，完成符合要求的学术成果，通过论文答辩和临床能力考核，经院系学位审议机构审核提议、校学位评定委员会审批后，方可获得博士学位。

学校学位评定委员会全体会议定于12月下旬召开。经审批获得学位的同等学力人员请于××××年1月到学位办公室领取学位证书。

六、有关领取授予学位档案的说明

根据国家相关规定，申请人获得博士学位后，学位授予相关材料应归入其人事档案。相关档案将由博士学位获得者自行领取后交至本人人事档案保管单位，归入人事档案。

附件：

1. 学位论文修改对照表（答辩）
2. 学位论文修改对照表（专委会）

××大学研究生院

××××年10月14日

（联系人：×××，电话：×××－×××××××××）

例文2－19

关于开展××××学年度“国家卫计委国际交流与合作中心·×××××医药奖学金”评选工作的通知

各有关研究生培养单位：

近日，我校接到国家卫生计生委国际交流与合作中心的通知，继续开展“国家卫生计生委国际交流与合作中心·×××××医药学奖学金”评选工作。按相关要求，现将我校评选工作安排通知如下。

1. 评选条件及范围

在校正常学制内二、三年级医药学研究生可参评，申请人必须符合《××大学研究生优秀奖学金评定办法》中规定的参评资格。

2. 评选名额及金额

博士研究生5人（奖励金额5 000元/人），硕士研究生15人（奖励金额4 000元/人），名额分配情况见附件1。

3. 培养单位报送材料

(1) 附件2《×××××医药学奖学金申请表》(纸质版) 培养单位签字盖章并附相关材料 (含成绩单、科研成果等)。申请表格需双面打印，签名处请手写。

(2) 附件3《××××学年度国家卫生计生委国际交流与合作中心·×××××医药奖学金获奖候选人推荐表》(电子版和纸质版)。

4. 各培养单位材料上报截止时间

10月23日17:30前。报送材料的同时在各培养单位公示3天。

5. 最终评选结果

最终评选结果以捐赠方确认为准。评选结果将会用于奖金发放、获奖情况录入等，请各培养单位填写汇总表时仔细核对学生学号，以免错漏。

联系人：×××，联系电话：×××××××××，地址：×校园研究生院×××室，邮箱：××××××××3@mail.××××.edu.cn

××大学研究生院
××××年××月××日

附件：

1. 名额分配表

2. 卫生部国际交流与合作中心×××××医药学奖学金申请表

3. ××××学年度卫生计生委国际交流与合作中心·×××××医药奖学金获奖候选人推荐表

例文2-20

××市人民政府关于×××等同志任免职的通知

×府任〔××××〕××号

各县、自治县、区 (市) 人民政府，××市政府各部门，各直属机构：

市人民政府决定：

×××同志任××市疾病预防控制中心副主任；

×××同志任××××，不再担任××市疾病预防控制中心副主任职务。

××××
××××年××月××日

任免性通知的写法比较简单，一般是上级机关对下级机关进行人事任免时使用，因而主要将需要任免的情况写清楚。

例文 2 -21

××医科大学财务处关于催还借款的通知

校属各单位：

根据清产核资的要求和财务管理的有关规定，请各单位督促借款还未报销的职工于××××年12月31日前到财务处办理报销还款手续。若因特殊原因无法及时还清借款，需向财务处提交书面说明。

××医科大学财务处

××××年12月××日

二、通报

（一）关于通报

1. 通报的涵义

通报用于表彰先进、批评错误、传达重要精神和告知重要情况。从行文关系看，通报属于下行文，是进行宣传教育、指导工作、传达重要情况时常用的一种文书。

2. 通报的种类

（1）表彰通报。表彰通报是对先进事迹进行表彰，鼓励人们学习先进、做好工作。表彰通报主要用于表彰发生的事件中的好人好事；也用于确认和公布先进集体、先进个人的表彰结果，介绍先进经验，树立先进典型。

（2）批评通报。批评性通报是与表彰性通报相对，即用来批评错误、宣布纪律处分结果等。

（3）情况通报。情况通报主要用于对某些特殊社会动态、人的思想状况以及一定时期或某方面工作进展情况以及重要信息进行交流沟通；或用于传达领导机关的指示意图；也用于为领导决策提供重要情况。

3. 通报的特点

（1）使用的广泛性。通报所涉及的人物或事件具有典型性，是为了进行宣传教育、启发引导或广泛沟通，因而不受作者权限限制，各单位均可以使用。

（2）事实的准确性。通报的内容均是现实中已经发生的真实情况，具有事实上的准确性。

（3）叙述的事理性。通报重在叙事说理，以事明理。

（二）拟写通报

通报一般由标题、主送机关、正文、署名与成文日期组成。

1. 标题

通报的标题要能突出所传达的信息，通报事项要准确概括，使人一目了然。其中，

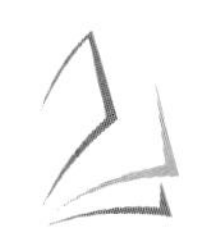

特别要准确揭示事实的性质。撰写褒奖性通报，常用“授予××××××称号”，或“表彰”等一类词语表明发文机关的立场。拟写批评性通报，可用“给予××××处分”或“擅自”等词语，表明态度。另外，通报的标题有直述式和转述式两种。直述式写法用于发文机关直接发出的内容单一的通报，是在标题中直接叙述有关事由，如《××医院关于授予王××“南丁格尔式优秀护士”荣誉称号的通报》。转述式写法用于发文机关转发已有成文的通报，如《××医院关于开展医德教育活动的通报》，转发的附件是《×××医院关于开展医德教育活动的报告》，通报在此的正文只起按语作用。

2．主送机关

采用统称的方法，标明收文机关名称。

3．正文

正文是通报的核心部分。不同类别的通报有不同的写法，但都是建立在客观事实的基础上，其目的都是沟通有关情况、说明道理。因此，正文的构成都离不开“事实”和“道理”两个方面。其具体的表达通常包括这样几个基本部分：叙述事实与介绍情况、评价分析与表明态度、说明对事件的表彰或批评方法及其对收文机关的指导性意见或希望与要求。

4．署名

写明发文机关名称并加盖公章。

5．成文日期

用阿拉伯数字准确标明成文的年、月、日。

（三）通报的写作要求

1．通报的事实必须准确无误

撰写通报之前要进行调查研究，核实相关情况，包括事情细节都要了解清楚，不能因失真而造成失信、被动的后果。

2．通报的事实必须具有典型意义

要选择那些典型性强、富有通报价值的事例行文，充分发挥通报对工作的指导作用和对干部群众的教育功能。

3．通报的语言表达必须恰当

通报是在发文单位对客观事实有了明确态度与原则立场之后的行文，对事实的评析要实事求是、注意分寸；尤其对事件的定性要极为慎重。

4．通报的制发要注意时效

通报的行文要及时。如果时过境迁再来行文，通报的效果就会大打折扣。

例文 2 -22

卫生部办公厅关于××省××县“虚假健康档案事件”有关情况的通报

各省、自治区、直辖市卫生厅局，××生产建设兵团卫生局：

××××年××月××日，中央电视台《焦点访谈》栏目以《谁让健康档案离了谱》为题，对××省××县“层层截留卫生经费，造假档案完成指标”问题进行报道。

经××省卫生厅调查核实，××县××镇卫生院××村、××村、××村卫生室乡村医生存在编制虚假居民健康档案行为。××镇有×.×万居民，共建立健康档案×××××份，其中××××份的填写欠规范或属于虚假档案。××县妇幼保健所作为项目管理单位未履行项目管理、技术指导职责。××县卫生局未按照有关规定及时、足额拨付公共卫生服务经费，未按规定对项目资金实施有效监管。

根据调查结果，××省卫生厅会同××市政府，督促××县委、县政府依法对相关责任人进行严肃处理。对县卫生局局长、副局长分别给予行政警告和行政记过处分；对县妇幼保健所所长给予行政记大过处分，免去所长职务；对××镇卫生院院长、副院长分别给予行政降级、解聘院长、副院长职务处理；取消××镇××村、××村卫生室相关责任人乡村医生资质。同时，对报道中反映的县卫生局提留的人均×.×元作为宣传培训费给予纠正，发生的工作经费改为县财政列支拨付。对乡镇卫生院不符合规定的支出给予纠正，对村医造假违规所得费用全部追回。

我部认为，××省××县“健康档案造假事件”是一起性质恶劣、影响极坏的违规事件，严重影响国家基本公共卫生服务项目的落实，必须引起各地高度重视。为进一步规范基本公共卫生服务项目管理，切实做好基本公共卫生服务项目，防止类似事件发生，提出以下要求。

一、进一步提高认识，按照规范要求落实基本公共卫生服务任务

实施国家基本公共卫生服务项目是一项惠及千家万户的民生工程，事关医改实施成效。各级卫生部门要进一步提高认识，加强领导，落实工作责任制。各地区要按照《关于促进基本公共卫生服务逐步均等化的意见》（卫妇社发〔2009〕70 号)、《国家基本公共卫生服务规范（2009 年版)》（卫妇社发〔2009〕98 号)、《卫生部关于规范城乡居民健康档案管理的指导意见》（卫妇社发〔2009〕113 号)、《关于加强国家基本公共卫生服务项目绩效考核的指导意见》（卫妇社发〔2010〕112 号）和《基本公共卫生服务项目补助资金管理办法》（财社发〔2010〕311 号）等文件要求，细化实施方案，规范有序、保质保量地开展各项工作，切实让居民享受基本公共卫生服务。

二、组织督导检查，发现问题及时整改

各级卫生部门要在近期会同财政部门组织一次督导检查活动。检查重点包括：①项目管理情况，包括项目管理制度、服务规范、考核制度、责任制度等建立和实施情况。②项目资金管理情况，包括地方配套资金落实情况、资金拨付进度以及资金使用和管理情况等。③工作任务落实情况，包括健康档案、高血压、糖尿病患者管理等公共卫生服务项目服务的数量、质量以及真实性等。对各地督查中发现的问题要及时整改，对因领

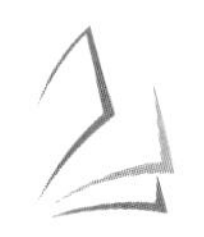

导不力、监管不到位发生的违规行为要进行严肃查处，并追究相关人员的责任。对弄虚作假、截留、违规使用资金的单位和个人要严肃处理。

三、加强项目管理，进一步完善各项工作制度

各地卫生部门要建立健全基本公共卫生服务项目管理的各项制度，要加强对项目的统筹协调和统一领导，科学确定项目任务目标，明确各级各类医疗卫生机构职责。承担基本公共卫生服务项目的基层医疗卫生机构要根据卫生行政部门下达的工作任务，建立、健全机构内部考核制度，进一步明确分工，分解任务，落实到人，确保项目任务的落实。要充分发挥疾控、妇幼等专业公共卫生机构在督导考核中的作用，专业公共卫生机构要认真履行业务指导责任。要根据乡镇卫生院和村卫生室的功能定位，进一步明确责任分工，切实落实好农村地区基本公共卫生服务。各地要加强对基本公共卫生服务项目的宣传，使城乡居民了解基本公共卫生服务项目的内容和免费服务政策。基层医疗卫生机构要将基本公共卫生服务项目内容向社会公开，接受公众、媒体和社会各界的监督。

卫生部办公厅

××××年××月××日

例文 2 -23

××省人民政府办公厅关于基层医疗卫生机构综合改革进展情况的通报

各市、县、自治县人民政府，省政府直属有关单位：

根据国家医改工作部署，基层医疗卫生机构综合改革工作是当前医改的重要任务，国家要求在今年 9 月底前要完成这一改革任务。各市县、各有关部门对此高度重视，扎实推进，取得了阶段性的进展，但总体进展仍然偏慢。经省政府同意，现将有关情况通报如下（所有数据无特殊说明，均截至××××年 10 月 31 日）。

一、总体进展情况

（一）改革任务总体推进滞后国家要求

目前，全省共有×××家医疗卫生机构（其中卫生院×××家、社区卫生服务机构××家）开展综合改革（判断标准为县级部门已出台基层医疗卫生机构综合改革的文件，且已开始实施政府办基层医疗卫生机构改革），占我省×××家政府办基层医疗卫生机构（其中乡镇卫生院×××家、社区卫生服务机构××家）的 89%。其中，××等 9 个市、县和××经济开发区所有政府办基层医疗卫生机构均开展了综合改革。

根据省医改办设定的基层综合改革的 10 项任务指标完成情况来看，××经济开发区和××市、××市完成任务情况较好，其中××经济开发区和××市基本上完成改革任务；××、××等市、县改革任务推进较为滞后（见附表）。

（二）各项任务完成情况

1. 方案和配套文件出台情况

全省除××××××自治县、××县外，其他××个市、县和××经济开发区出台

了基层综合改革的实施方案和相关配套文件。××××××自治县、××县基层综合改革的部分配套文件正在报县政府等待审批。

2. 人事制度改革情况

（1）编制核定。根据《××省机构编制委员会关于印发××省乡镇卫生院机构编制标准的通知》（×编〔××××〕70号）精神，省编委共为××个市、县和××经济开发区的乡镇卫生院核定××××个编制。全省××个市、县和××经济开发区完成基层医疗卫生机构人员编制核定和下达工作，完成率为82%。×××、××、××、××等4个市、县尚未正式下达乡镇卫生院的编制。

（2）选聘院长（主任）。××、××、×××等市、县出台了院长选（竞）聘的实施方案。××、××、××、××、××基本完成选聘院长工作，××、××、×××、××、××、××、××、××、××、××、××等市、县正在组织选聘院长工作，××、××、××3个县尚未实施院长选聘工作。

（3）人员竞聘上岗工作。全省共有87家政府办基层医疗卫生机构（××29家、××13家、××22家、××22家、××1家）完成人员竞聘上岗并签订聘用合同，完成率为25%。××、××、××、××等市、县和××经济开发区已经全面完成乡镇卫生院医务人员第一轮竞聘上岗工作，××、××、××、××、××、××、××、××、××、××、××等市、县正在进行医务人员的竞聘上岗工作。×××、××、××等市、县尚未进行人员的竞聘上岗工作。

（4）人员清理清退和未聘人员分流安置工作。××市和××经济开发区基本完成清理、清退按政策规定不符合竞聘上岗和未聘人员的分流安置工作。其中，××经济开发区已完成分流人员13名，完成率100%；××市计划分流人员377名，实际已完成分流273名，完成率72%。××、××、××等市、县基本上完成对分流安置人员的摸底工作，××市计划分流79人，其中18人符合提前离岗和内部退养条件，其余人员计划在3年内分流完毕；其他市、县还没有开展此项工作。

3. 建立激励机制情况

（1）实施绩效工资。根据《××省政府办基层医疗卫生机构工作人员绩效考核指导意见》（×府办〔××××〕132号），各地正在采取措施进一步规范基层医疗卫生机构医务人员绩效工资的发放。目前，已有131家乡镇卫生院落实了绩效工资制度，占全部基层医疗卫生机构的37%。

（2）医疗机构绩效考核。根据《××省乡镇卫生院和村卫生室绩效考核办法》（×府办〔××××〕132号）和《××省城市社区卫生服务机构绩效考核评估办法（试行）》（×府办〔××××〕152号），××等14个市、县和××经济开发区制定了政府办基层医疗卫生机构实施综合量化绩效考核方案；××黎族苗族自治县已完成绩效考核方案的拟定工作，将在近期出台该方案。

4. 建立多渠道补偿机制情况

根据《××省基层医疗卫生机构补偿暂行办法》（×财社〔××××〕2674号）和《关于在基层医疗卫生机构设立一般诊疗费的通知》（×价价管〔××××〕266号），各市、县正在建立多渠道补偿机制，其中××市、××市正在探索建立基层医疗

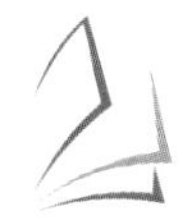

卫生机构财务收支两条线管理。

二、初步成效

（一）人员结构逐步得到优化

随着各地基层医疗卫生机构综合改革，特别是基层医务人员竞聘上岗和未聘人员的分流安置工作逐步推进，基层医疗卫生机构医务人员的业务结构得到很大优化。例如，××市乡镇卫生院无执业资质人员从36.13%下降到7.82%。××市××区和××市通过乡镇卫生院的整合调配编制，实现编制总量控制下的动态管理，优化了编制资源配置。

（二）老百姓得到明显实惠

通过建立公益性的管理体制，特别是基层医疗卫生机构实施国家基本药物制度和开展临床路径管理、单病种收费等措施，各地就诊费用有了明显的下降，群众得到实惠。比如，××市门诊次均费用较改革前下降了30.8%。为了让更多群众得到实惠，××市还从今年9月1日起把非政府办的×××社区卫生服务站纳入国家基本药物制度实施范围，预计每年将为×××社区居民让利近15万元。

（三）医务人员收入水平得到提高

通过实施绩效工资制度，各地医务人员的平均收入水平整体有了明显的提高。例如，××市通过实施绩效工资后，医务人员的人均收入比2008年提高了10.1%。

三、存在的问题

（一）各地进展不平衡，整体进度滞后

从各市、县工作进展情况看，××市、××经济开发区的改革已基本完成，而××、××等县的配套性文件尚未出台；从基层机构分类看，乡镇卫生院普遍实施综合改革，但社区卫生服务机构和一体化管理的村卫生室参与改革数量十分有限；从分项改革任务看，基层医疗卫生机构补偿、基层医疗卫生机构人员编制核定等工作进展相对较快。人员清理清退、竞聘上岗、分流安置等工作涉及复杂的利益调整，有些地方认识不到位、措施不到位，有些地方还存在畏难情绪，工作明显滞后。

（二）未聘人员多，分流安置压力大

由于改革前在编医务人员中，近40%的人员为非专业人员，且这些人年龄高、学历低、技能低，要妥善安置这些人员，各地普遍均存在较大分流压力。例如，××区面临分流安置的医务人员达170名。

（三）政府办社区卫生服务机构综合改革急待加大推进力度

尽管我省政府办社区卫生服务机构数量较少，非政府办社区卫生服务机构的比例大，但根据国家要求，政府办社区卫生服务机构综合改革是此轮基层综合改革的重要组成部分。目前，全省56家社区卫生服务机构中，仅有17家社区卫生服务机构启动基层综合改革工作，占全省社区卫生服务机构的30%，且这些机构改革基本上没有取得实质性进展。

（四）基层绩效考核制度有待进一步健全

2009年10月基层医疗卫生机构实施绩效工资以来，各地虽然总体执行较好。但存在绩效考核工作和绩效工资发放欠规范，难以调动医务人员积极性的问题。

四、下一步工作要求

（一）明确责任，全力配合做好推进工作

各市、县政府和××经济开发区管委会、省医改领导小组各成员单位要落实省政府关于医改任务分片包干督导的要求，明确工作重点，按月实地督导，及时发现和妥善解决问题，务求实效。各市、县政府和××经济开发区管委会要配合好督导组，认真准备，通过督导促进医改工作。要贯彻执行“一人一院（中心）”的包保责任制，对工作不力的“包保人”要启动问责制。

（二）积极稳妥地做好人员分流安置，确保改革稳定

实现全员公平竞聘上岗和未聘人员的分流安置是改革成功的主要标志和改革成败的关键所在。各市、县政府要全力做好未聘人员的分流安置工作，进一步做好分流安置政策的修订工作，确保政策公开、公平、公正地执行，切实落实未聘人员的合理待遇。

（三）加大财力保障力度，确保改革顺利完成

各市、县政府和××经济开发区管委会要加大基层综合改革经费保障力度。各市、县（区）财政部门要做好改革资金，特别是人员分流安置资金的保障工作，进一步加强财力保障，有效落实基层医疗卫生机构补偿政策，确保基层医疗卫生机构综合改革如期完成。

（四）加大社区卫生服务机构改革力度

各市、县政府和××经济开发区管委会要集中时间，集中精力，采取强有力措施，改变社区卫生服务机构综合改革滞后状况，确保按照省医改工作部署，全面完成××××年基层医疗卫生机构综合改革工作。

（五）加强宣传动员，营造良好环境

各地要高度重视基层卫生机构综合改革的宣传工作，采取多种形式深入宣传，及时公布综合改革进展情况，继续加强医改政策培训，营造良好的改革环境，确保社会和谐稳定。

附件：各市县（区）基层医疗卫生机构综合改革任务完成情况综合排名表（略）

××××××
××××年11月15日

第六节　函

一、函

（一）关于函

1．函的用途

函用于不相隶属的机关之间商洽工作、询问和答复问题、请求批准和答复审批事

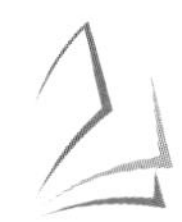

项，属于典型的平行文种。不相隶属的机关之间，不论级别高低，相互行文均使用函。

2. 函的特点

（1）适用广泛性。无论平行或不相隶属的机关之间相互往来文书，不受各自级别限制，都可以用函行文。

（2）内容单纯性。拟写函要遵循一文一事的原则。每份函都要涉及具体的人、具体的时间、具体的事项等。

（3）文字简练性。函的语言表达直截了当、简洁精练，篇幅宜短小。

（4）行文规范性。函属于法定文种，在格式上亦有严格的规范，不能随意。

3. 函的种类

（1）商洽函。商洽函旨在与对方商洽有关事情，请求予以协助解决某个问题，如《××医院人事处关于商洽刘××调动工作事宜的函》。

（2）询问函。向对方了解有关事项，上下级机关、平行机关、无隶属关系的机关之间都可以使用询问函，如《××市第×人民医院关于询问网络工程在职培训班事宜的函》。

（3）答复函。答复函用以答复对方询问和商洽之事，如《××市××医院关于同意接待××大学公共卫生学院师生临时住宿的复函》。

（4）请求函。请求函旨在向专门职能部门请求批准，如《××市第×人民医院关于请求在医院内铺设光纤的函》。

（5）批准函。批准函用于批准有关机关的请求事项。

（6）告知函。告知函用以向对方告知相关事项，以求得对方的协助配合。

（二）拟写函

函一般由标题、主送机关、正文、发文机关署名、成文日期等部分组成。

1. 标题

函的标题一般包括发文单位名称、事由和文种（函和复函）三部分。

2. 主送机关

顶格写明收文机关的全称或规范化简称。

3. 正文

函有发函和复函两大类，两者的正文写法不同。

（1）发函（包括请求函、商洽函、询问函、告知函）的正文写法如下。

先要说明发函的理由、根据，询问什么问题，告知哪些情况等，要写得清楚明白。其中请求函主要说明请求的理由和请求批准事项等。商洽和请求事项时，发函应当说明本单位的意见。发函理由要充分明确，合乎事理。发函的结尾要写明要求答复，如“请即函复”“特此函告”“诚请大力支持并研复（函复）为盼”等。

（2）复函（包括答复函和批准函）的正文写法如下。

首先要针对来函表示收悉，如“贵院××××年××月××日《关于请求××××的函》收悉”，这是复函惯用的开头引语。然后，如果是答复函，则使用“经研究，答复（函复）如下”引出答复的内容。答复的内容要针对来函请求、联系、商洽、询问的有关事项，做到明确、具体。若是批准函，则重在表态，还可以在此基础上阐述有关意见，提醒对方注意有关事项。复函的结尾常使用“特此函告”“特此函复”“此复”等惯用语。

4. 发文机关署名

在文尾标明发文机关名称并规范加盖发文机关印章。

5. 成文日期

用阿拉伯数字标明成文的年、月、日。

（三）函的写作要求

1. 简洁明了

正文内容要直入主题，无论发函还是复函，都要直陈其事，无须客套。

2. 一文一事

一份公函就谈一件事。

3. 行文庄重，格式规范

函的行文应庄重，格式应规范。

4. 语言要规范得体

发函要使用平和、礼貌的语言。复函的态度要明朗，不能含糊。

例文 2－24

××省卫生健康委员会关于拟录用2019届大学毕业生的函

××××〔2019〕××号

××省人社厅：

根据中共××省委组织部、××省人社厅《关于2019年省级机关录用应届高校优秀毕业生的通知》（×组字〔2019〕××号）规定，我们对拟录用到我委机关工作的大学毕业生，按规定程序进行了统一考试、面试、体检、政审。经厅党组研究，拟录用大学毕业生张××等共计24名。

现将录用审批材料报给你们，请予审批。

附件：录用审批材料24份

××省卫生健康委员会（印章）

2019年××月××日

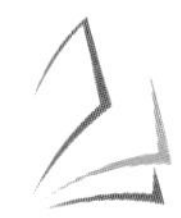

例文 2 – 25

× ×省人社厅关于批准录用张× ×等 24 名同志为国家公务员的复函

×人字〔2019〕 × ×号

× ×省卫生健康委员会：

× ×省卫生健康委员会 2019 年× ×月× ×日《关于拟录用 2019 届大学毕业生的函》（× × × ×〔2019〕28 号）收悉。

根据中共× ×省委组织部、× ×省人社厅《关于 2019 年省级机关录用应届高校优秀毕业生的通知》（×组字〔2019〕 × ×号）规定，经考试、考核合格，批准录用张× ×等 24 名同志为国家公务员。

特此函复。

附件：录用人员名单

× ×省人社厅（印章）

2019 年× ×月× ×日

例文 2 – 26

关于拟录用× × × ×年医务人员的函

× ×市人事局：

根据× ×市市委组织部、× ×市人事局《关于× × × ×年市级事业单位录用工作人员的通知》 ×组发〔× × × ×〕 × ×号文件规定，我院对拟录用的医务人员按规定程序进行了统一考试、面试、体检、政审。经医院× ×研究，拟录用医师 5 名，护理人员 10 名。现将有关录用审批材料报上，请审批。

附件：录用审批材料（3 份）

× ×市人民医院

× × × ×年×月×日

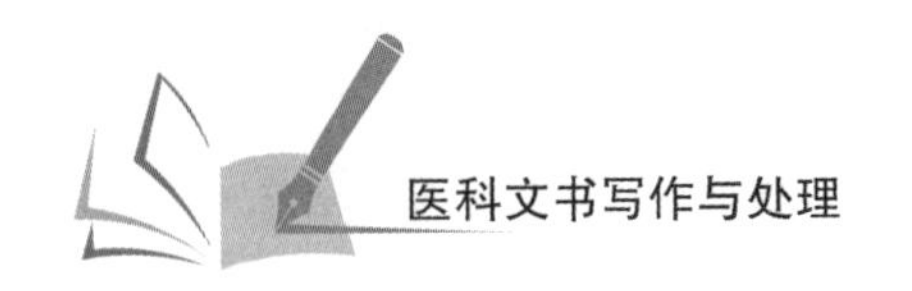

例文 2 -27

关于邀请医管司领导出席××年××大学医院工作会议的函

××函〔××××〕×××号

医管司：

在贵司的指导、关心和支持下，近年来，我校附属医院稳步发展，持续改进医疗服务水平，在公立医院改革中取得了长足的进步和可喜的成绩。

为总结经验，推动我校附属医院在××××年更好地开展工作，进一步改善和提高医疗质量和医疗服务水平，我校定于4月3日8:30在××大学×校区××医学院医学科技楼15楼讲学厅召开××××年××大学医院工作会议。谨诚邀请贵司领导出席会议，就加强内涵建设、改进管理、提高效率进行专题讲座，指导我校附属医院进一步推进公立医院改革工作。

专此函达，请予以支持为盼。

（联系人：××，联系电话：×××××××××××）

××大学

××××年×月××日

邀请函是函中有特色的一种。其标题的格式有两种：第一种由“事由+文种”构成，第二种由“文种”构成，即“邀请函”。称谓按照正常文书写作格式，在标题下方、正文上方顶格书写受函单位的全称。如果涉及具体人员的姓名，最好将其职务也写在后面。正文要写清楚发函的具体原因、目的、要求、时间、注意事项等，并在结尾处用一些敬语，比如“敬请光临”等。落款要将发函单位名称及成文日期写清楚，并加盖公章。

例文 2 -28

××大学关于商请解决我校港澳台地区及外籍临床医学研究生申请参加国家医师资格考试有关问题的函

××函〔××××〕×××号

××省卫生与计划生育委员会：

××大学医科是我校文理医工融合发展、建设世界一流大学的重要组成部分，医学教学、科研和医疗水平均处于国内先进行列。多年来，在××省委省政府的大力支持下，在省卫生计生委的指导下，我校医科教育一直秉承立足××、引领行业、服务社会、面向世界的宗旨，力图培养基础厚、能力强、发展后劲足的一流医学人才，为国家

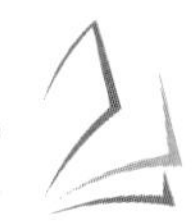

和区域社会经济发展和人民群众的健康事业贡献应有之力。

截至××××年9月，我校医科在校生10 070人，其中硕士、博士研究生5 129人，包括来自28个国家和港澳台地区的学生192人。部分港澳台地区和外籍研究生攻读临床医学和口腔医学专业学位，且大部分本科毕业于国内其他医学院校。由于《医师资格考试报名资格规定》（2014版）的第七条规定指出“台湾、香港、澳门永久性居民以及外籍人员报考的，按照有关文件规定执行”，而《关于取得内地医学专业学历的台湾、香港、澳门居民申请参加中华人民共和国医师资格考试有关问题的通知》（2001年）的第四条和第五条，及《关于取得中国医学专业学历的外籍人员申请参加中华人民共和国医师资格考试有关问题的通知》（2001年）的第四条和第五条规定：“台湾、香港、澳门永久性居民以及外籍人员申请参加中华人民共和国执业医师考试，应当在其取得内地医学专业学历教育的高等院校附属医院不间断实习一年”，导致他们无法与其本科同学或研究生同学同期申请参加我国医师资格考试。

我校秉承善待学生的办学理念，谨专函商请贵委综合考虑这些攻读临床医学和口腔医学专业学位的港澳台地区和外籍研究生的实际情况，从“公平合理”的角度，同意其以在我校就读临床医学或口腔医学专业学位研究生时进行的一年临床实践为实践依据，准许其报名参加我国医师资格考试。请予以大力支持为盼！

专此函达，请函复。

××大学

××××年×月××日

第七节　规章制度

一、规章制度的涵义

规章制度是党政机关、企事业单位和其他社会组织在其职权范围内，以一定的强制力推行的用以规范和约束人们行为的各种规章制度的统称。医科单位亦应有规章制度。

二、规章制度的特点

（一）限定性

任何规章制度类医科文书的制发者，都必须依法在职权范围内制发相应层次的规章制度类医科文书，超越权限的规章制度类医科文书无效。

（二）强制性

强制性是规章制度类医科文书最突出和最基本的共同特点。规章制度类医科文书在规定的时间、空间范围内，对所适用的社会组织和个人具有法定的强制力和执行效力。

一经正式颁布，相关单位和人员必须遵照执行。违背相关规章制度的社会组织或个人，则要受到责任追究。

（三）程序性

规章制度类医科文书的制发要符合法定程序。

（四）效用的稳定性

规章制度类医科文书一经公布，其效力具有较长时间的稳定性，不能轻易变动，也不能执行部分内容，不能断章取义。

三、规章制度类医科文书的制定程序

（一）草拟计划或立项

制定规章制度类医科文书的工作，要结合法制建设或规范化管理的实际需要，区分轻重缓急，依次制订规章制度类医科文书的草拟计划或向主管机关报请立项，有步骤地开展规章制度的制定工作。

（二）成立草拟机构

普通行政医科文书通常由一人或几人草拟即可。而制定规章制度，因其政策性强，涉及范围广，影响力大，关系到人的切身权利与义务，可以成立草拟机构或工作小组。

（三）调研论证与起草

制定规章制度需要进行大量的调查研究，应针对规章制度的适用对象和规范领域充分了解和掌握大量事实材料，并进行可行性论证与分析，广泛征求意见。经过一定的会议讨论通过后方可开始草拟工作。

（四）主管机关审查

规章制度类医科文书必须经过主管机关审查。主管机关要对规章制度进行认真审查，确保其准确、严谨、科学、合理、可行。

（五）签署公布与备案

规章制度经批准后，由机关领导人签署公布。

四、规章制度的写作要求

（一）行文内容具体明确

规章制度所阐述的内容要具体明确，不能过于抽象，以便阅文者准确理解和贯彻

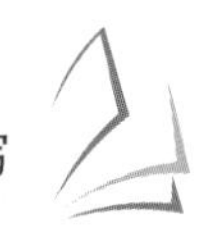

执行。

（二）涉及事项覆盖面广

常用的医科类行政的内容，注意重点突出，追求简洁明了。然而，规章制度类医科文书涉及的事项涵盖方方面面。尤其是医科专业工作注重精准的特点，要求工作细致周到，避免疏漏。规章制度类医科文书的篇幅，可根据实际需要而定。

（三）语言简明准确

语言简明准确是指每一条款的规定都很明确，均只能有一种理解，不能出现歧义。

（四）采用说明的表达方式

从表达方式来看，规章制度采用说明的表达方式，语言表达简明，不能有叙述和议论，不能有描写和抒情，要保持规章制度的庄重严肃性。

五、常用规章制度类医科文书的结构形式

（一）标题

标题是规章制度类医科文书的重要组成部分，具有揭示医科文书性质、标明医科文书文种的重要功能。常见的规章制度类医科文书标题主要有两种形式。

（1）由“事由＋文种”构成，如《××医科大学××校区宿舍管理办法》。

（2）由“法定作者＋事由＋文种”构成，如《××医科大学××校区食堂管理规定》。

（二）题注

在标题之下加括号，注明通过该文件的会议名称和批准生效或发布的日期。这相当于行政文书的作者和成文日期。采用题注方式，是规章制度类医科文书表示文书作者和成文日期的基本方法。

（三）正文

规章制度类医科文书的正文全部采用条款分列的体例表述。根据文书内容的具体情况，可以划分为以下两种类型。

1. 章断条连式

章断条连式正文即正文由“章、条、款”组合而成，适合内容比较复杂、篇幅较长的文书。各条内容按通篇1个流水号排列。

章断条连式的文书，其基本内容通常分为总则、分则、附则。

第一章为总则，阐明制发医科文书的法律依据或事实根据、行文目的、适用范围、基本要求等。这相当于总纲，要使人明确制定法规的意图，增强对立法必要性的理解。

第二章及以后为分则，分则部分的各章标题由各章内容而定，章下分条，条下分

款，款下还可分目。各条一律采用文字序数词，如“第一条”的方式排序；款和目则大多采用汉字数词，如“一、”“（一）”等，一般不用阿拉伯数字标注条款。规章制度类医科文书的章、条、款内容，通常按照内容的逻辑关系，或按照工作程序要求，依次排列表达。

分则是规章制度类医科文书的具体内容，包含面广。一般情况下，都是先对有关事宜做出正面规定，写明应该怎么做和不该怎么做；然后再从反面加以说明、解释，即做不到或违背了规定该怎么处理。各部分的写法要准确、明了、严密、合理，上下层次之间具有从属关系，同层次的各项内容之间属于并列关系，要严格按照逻辑规则来安排各项内容。

最后是附则。将不宜放入分则的内容，如实施要求、生效日期、解释与修改权限，与原有文件的关系及其他未尽事宜的处理办法等，归入附则部分。

2．一条到底式

即通篇由“条”组成。一般来说，第一条说明行文目的与根据，最后一条明确规定生效或施行日期，中间各条围绕主题依次展开说明。这种结构形式适合内容比较简单的规章制度类医科文书。

从规章制度类医科文书的结构特征可以看出，“条”是基本单位，是决定规章制度类医科文书质量的基础。因此，在写作这类医科文书时，必须确保精确表达每一条的内容。

为了确保医科文书的严谨性和有效性，所有规章制度类医科文书的结尾，都要明确说明医科文书何时开始施行以及与相关医科文书的关系。

六、条例、规定、办法的写作

（一）条例

1．条例的涵义

条例是国家权力机关或行政机关针对行政管理和社会生活领域的某些事项，依据国家政策、法令制发的比较全面、系统的具有长期效力的法规性文书。

2．条例的类型

根据条例内容和规范对象，条例可分为以下类型。

（1）医科行业性条例。由国家权力机关或行政机关制定或批准，以法律条文形式规定的科教等行业的相关规范，为医科行业性条例，如《医院建筑工程质量管理条例》等。

（2）奖惩性条例。针对相关事件或人员的先进事迹、英勇行为、错误罪责等制定的相关奖励与惩罚措施的规定，为奖惩性条例，如《××医科大学本科生管理条例》等。

（3）职责性条例。职责性条例用来确定有关专业人员的职责规范的规定。

（4）措施性条例。针对特殊领域或特殊物品提出切实可行的管理措施与制度，为措施性条例，如《麻醉药品管理条例》等。

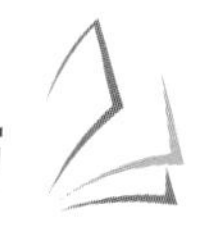

例文 2－29

中华人民共和国国务院令

第517号

《护士条例》已经2008年1月23日国务院第206次常务会议通过，现予公布，自2008年5月12日起施行。

总　理　温家宝

二〇〇八年一月三十一日

护　士　条　例

第一章　总则

第一条　（略。）

第二条　（略。）

第三条　（略。）

第四条　（略。）

第五条　（略。）

第六条　（略。）

第二章　执业注册

第七条　护士执业，应当经执业注册取得护士执业证书。

申请护士执业注册，应当具备下列条件：

（一）具有完全民事行为能力。

（二）在中等职业学校、高等学校完成国务院教育主管部门和国务院卫生主管部门规定的普通全日制3年以上的护理、助产专业课程学习，包括在教学、综合医院完成8个月以上护理临床实习，并取得相应学历证书。

（三）通过国务院卫生主管部门组织的护士执业资格考试。

（四）符合国务院卫生主管部门规定的健康标准。

护士执业注册申请，应当自通过护士执业资格考试之日起3年内提出；逾期提出申请的，除应当具备前款第（一）项、第（二）项和第（四）项规定条件外，还应当在符合国务院卫生主管部门规定条件的医疗卫生机构接受3个月临床护理培训并考核合格。

护士执业资格考试办法由国务院卫生主管部门会同国务院人事部门制定。

第八条　申请护士执业注册的，应当向拟执业地的省、自治区、直辖市人民政府卫生主管部门提出申请。收到申请的卫生主管部门应当自收到申请之日起20个工作日内做出决定，对具备本条例规定条件的，准予注册，并发给护士执业证书；对不具备本条例规定条件的，不予注册，并书面说明理由。

护士执业注册有效期为5年。

第九条 护士在其执业注册有效期内变更执业地点的，应当向拟执业地省、自治区、直辖市人民政府卫生主管部门报告。收到报告的卫生主管部门应当自收到报告之日起7个工作日内为其办理变更手续。护士跨省、自治区、直辖市变更执业地点的，收到报告的卫生主管部门还应当向其原执业地的省、自治区、直辖市人民政府卫生主管部门通报。

第十条 护士执业注册有效期届满需要继续执业的，应当在护士执业注册有效期届满前30日向执业地的省、自治区、直辖市人民政府卫生主管部门申请延续注册。收到申请的卫生主管部门对具备本条例规定条件的，准予延续，延续执业注册有效期为5年；对不具备本条例规定条件的，不予延续，并书面说明理由。

护士有行政许可法规定的应当予以注销执业注册情形的，原注册部门应当依照行政许可法的规定注销其执业注册。

第十一条 县级以上地方人民政府卫生主管部门应当建立本行政区域的护士执业良好记录和不良记录，并将该记录记入护士执业信息系统。

护士执业良好记录包括护士受到的表彰、奖励以及完成政府指令性任务的情况等内容。护士执业不良记录包括护士因违反本条例以及其他卫生管理法律、法规、规章或者诊疗技术规范的规定受到行政处罚、处分的情况等内容。

第三章 权利和义务

第十二条 （略。）

第十三条 （略。）

第十四条 （略。）

第十五条 （略。）

第十六条 （略。）

第十七条 （略。）

第十八条 （略。）

第十九条 （略。）

第四章 医疗卫生机构的职责

第二十条 （略。）

第二十一条 医疗卫生机构不得允许下列人员在本机构从事诊疗技术规范规定的护理活动：

（略。）

第二十二条 医疗卫生机构应当为护士提供卫生防护用品，并采取有效的卫生防护措施和医疗保健措施。

第二十三条 医疗卫生机构应当执行国家有关工资、福利待遇等规定，按照国家有关规定为在本机构从事护理工作的护士足额缴纳社会保险费用，保障护士的合法权益。

（略。）

第二十四条　医疗卫生机构应当制定、实施本机构护士在职培训计划，并保证护士接受培训。

（略。）

第二十五条　医疗卫生机构应当按照国务院卫生主管部门的规定，设置专门机构或者配备专（兼）职人员负责护理管理工作。

第二十六条　医疗卫生机构应当建立护士岗位责任制并进行监督检查。

（略。）

第五章　法律责任

第二十七条　卫生主管部门的工作人员未依照本条例规定履行职责，在护士监督管理工作中滥用职权、徇私舞弊，或者有其他失职、渎职行为的，依法给予处分；构成犯罪的，依法追究刑事责任。

第二十八条　（略。）

第二十九条　医疗卫生机构有下列情形之一的，依照有关法律、行政法规的规定给予处罚；国家举办的医疗卫生机构有下列情形之一、情节严重的，还应当对负有责任的主管人员和其他直接责任人员依法给予处分：

（略。）

第三十条　（略。）

第三十一条　（略。）

第三十二条　（略。）

第三十三条　（略。）

第六章　附则

第三十四条　（略）。

第三十五条　本条例自2008年5月12日起施行。

（二）规定

1. 规定的涵义

规定是政府机关、社会团体、企事业单位制定，对某一方面的工作或行动做出具体规范性要求，用以统一人们行动的规章制度类医科文书。

与条例相比，规定的使用范围要广泛得多。无论党政机关、社会团体、企事业单位，无论政治、经济、文化、教育、科技、卫生等部门，凡需要规范某一方面的工作事项或要求相关人员遵守和执行某一事项，都可以制发规定。

2. 规定的分类

规定有多种分类方法。

（1）从性质上划分，有政策性规定和事务性规定。

（2）从制定部门划分，有政府规定、社会团体规定和企事业单位规定。

（3）从法律角度划分，有允许性规定和禁止性规定等。

例文 2－30

卫生部、教育部关于印发《医学教育临床实践管理暂行规定》的通知

各省、自治区、直辖市卫生厅局、教育厅（教委），新疆生产建设兵团卫生局、教育局：

为规范医学教育临床实践活动的管理，保护临床实践过程中患者、教师和学生的合法权益，保证医学教育教学质量，我们组织制定了《医学教育临床实践管理暂行规定》。现印发给你们，请遵照执行。

卫生部、教育部

二〇〇八年八月十八日

医学教育临床实践管理暂行规定

第一条　为规范医学教育临床实践活动的管理，保护患者、教师和学生的合法权益，保证医学教育教学质量，依据《中华人民共和国执业医师法》《中华人民共和国高等教育法》制定本规定。

第二条　本规定适用于经教育行政主管部门批准设置的各级各类院校的医学生和《执业医师法》规定的试用期医学毕业生（以下简称试用期医学毕业生）的医学教育临床实践活动。

第三条　本规定所称医学教育临床实践包括医学生的临床见习、临床实习、毕业实习等临床教学实践活动和试用期医学毕业生的临床实践活动。

医学生是指具有注册学籍的在校医学类专业学生。医学生的临床教学实践活动在临床教学基地进行，在临床带教教师指导下参与临床诊疗活动，实现学习目的。

试用期医学毕业生是指被相关医疗机构录用并尚未取得执业医师资格的医学毕业生。试用期医学毕业生的临床实践活动在相关医疗机构进行，在指导医师指导下从事临床诊疗活动，在实践中提高临床服务能力。

第四条　临床教学基地是指院校的附属医院以及与举办医学教育的院校建立教学合作关系、承担教学任务的医疗机构，包括教学医院、实习医院和社区卫生服务机构等。

临床教学基地的设置必须符合教育、卫生行政部门的有关规定，必须有足够数量的具有执业医师资格的临床带教教师。

第五条　临床教学基地负责组织医学生的临床教学实践活动，为实施临床教学实践活动和完成教学任务提供必要的条件，维护临床教学实践过程中相关参与者的合法权益。

第六条　相关医疗机构是指承担试用期医学毕业生临床实践任务的医疗机构。相关医疗机构负责安排试用期医学毕业生的临床实践活动，确定执业医师作为指导医师，对

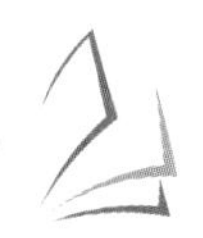

试用期医学毕业生进行指导。

第七条　临床教学基地及相关医疗机构应采取有效措施保护医学教育临床教学实践活动中患者的知情同意权、隐私权和其他相关权益。

临床教学基地和相关医疗机构有责任保证医学教育临床实践过程中患者的医疗安全及医疗质量，并通过多种形式告知相关患者以配合临床实践活动。

第八条　临床教学基地和相关医疗机构应加强对医学生和试用期医学毕业生的医德医风及职业素质教育。

第九条　临床带教教师是指经临床教学基地和相关院校核准，承担临床教学和人才培养任务的执业医师。指导医师是指经相关医疗机构核准，承担试用期医学毕业生指导任务的执业医师。

第十条　临床带教教师和指导医师负责指导医学生和试用期医学毕业生的医学教育临床实践活动，确定从事医学教育临床实践活动的具体内容，审签医学生和试用期医学毕业生书写的医疗文件。

第十一条　临床带教教师和指导医师应牢固确立教学意识，增强医患沟通观念，积极说服相关患者配合医学教育临床实践活动；在安排和指导临床实践活动之前，应尽到告知义务并得到相关患者的同意。在教学实践中要保证患者的医疗安全和合法权益。

第十二条　医学生在临床带教教师的监督、指导下，可以接触观察患者、询问患者病史、检查患者体征、查阅患者有关资料、参与分析讨论患者病情、书写病历及住院患者病程记录、填写各类检查和处置单、医嘱和处方，对患者实施有关诊疗操作、参加有关的手术。

第十三条　试用期医学毕业生在指导医师的监督、指导下，可以为患者提供相应的临床诊疗服务。

第十四条　医学生和试用期医学毕业生参与医学教育临床诊疗活动必须由临床带教教师或指导医师监督、指导，不得独自为患者提供临床诊疗服务。临床实践过程中产生的有关诊疗的文字材料必须经临床带教教师或指导医师审核签名后才能作为正式医疗文件。

第十五条　医学生和试用期医学毕业生在医学教育临床实践活动中应当尊重患者的知情同意权和隐私权，不得损害患者的合法权益。

第十六条　在医学教育临床实践过程中发生的医疗事故或医疗纠纷，经鉴定，属于医方原因造成的，由临床教学基地和相关医疗机构承担责任。

因临床带教教师和指导医师指导不当而导致的医疗事故或医疗纠纷，临床带教教师或指导医师承担相应责任。

第十七条　医学生和试用期医学毕业生在临床带教教师和指导医师指导下参与医学教育临床实践活动，不承担医疗事故或医疗纠纷责任。

医学生和试用期医学毕业生未经临床带教教师或指导医师同意，擅自开展临床诊疗活动的，承担相应的责任。

第十八条　护理、药学及其他医学相关类专业的医学教育临床实践活动参照本规定执行。

第十九条　本规定自 2009 年 1 月 1 日起实行。

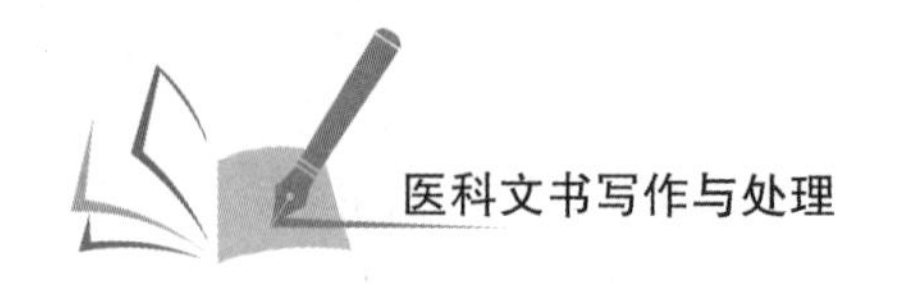

（三）办法

1. 办法的涵义与适用范围

办法是指对某项工作或某一方面的活动做出具体安排或提出具体措施时使用的规章制度类医科文书。办法的制定者范围很广，各单位都可使用办法来制定工作法则。办法所涉及事项的范围也很广，办法往往用于具体事务或某一事项。

与条例和规定相比，办法既可以单独使用，亦可以针对条例和规定的内容，提出具体的实施措施，对条例和规定起到补充或细化的作用。有些办法是作为制定条例、规定的前期实验，为制定条例和规定奠定基础，待条件成熟时，办法可以经过修订成为条例或规定。

2. 办法的类型

（1）实施办法。其是在实际工作中为实施法规文件，以实施对象作为成文主要依据而对原件的一种具体化。其或对原件整体上的实施提出措施办法，或对某些条文提出施行意见，或根据法规精神再结合本区域、本单位实际提出的实施措施。

（2）管理办法。各单位在某方面工作尚无条文可依的情况下，为了实现规范化管理，常使用办法来制定工作法则，如《××医院财务报销管理办法》等。此时，办法往往为制定规定、条例做前期试验，起铺垫作用。条件成熟时，管理办法可以上升为规定、条例，由规章性质上升为法规性质。

例文 2-31

××市城乡居民大病医疗保险试行办法

×府办〔××××〕48 号

各区、县级市人民政府，市政府各部门、各直属机构：

《××市城乡居民大病医疗保险试行办法》业经市人民政府同意，现印发给你们，请认真贯彻执行。执行中遇到的问题，请径向市人力资源和社会保障局反映。

××市人民政府办公厅

××××年××月××日

××市城乡居民大病医疗保险试行办法

第一条　为进一步完善社会医疗保障体系，逐步提高城乡居民大病基本医疗保障水平，根据《××省人民政府办公厅关于印发开展城乡居民大病保险工作实施方案（试行）的通知》（×办函〔××××〕134 号）、《××市人民政府办公厅关于印发××市城乡居民社会医疗保险试行办法的通知》（×府办〔××××〕47 号）精神，结合我市实际制定本办法。

第二条　本办法适用于本市行政区域内已参加本市城乡居民社会医疗保险（以下简称城乡居民医保）的人员；本市城乡居民大病医疗保险（以下简称大病保险）工作按本办法组织开展。

第三条　市人力资源和社会保障部门负责组织、协调本市大病保险工作。市社会保险经办机构负责具体实施工作，做好商业保险机构承办大病保险的组织管理等相关工作。

市民政、财政、卫生、金融等部门按照各自职责配合做好大病保险相关工作。

第四条　大病保险费从城乡居民医保基金中划拨，实行全市统筹，具体人均筹资额按公开招标的结果确定。

第五条　大病保险筹资标准及待遇标准的调整，由市人力资源和社会保障部门会同市财政部门根据国家、省的有关规定和我市城乡居民医保基金收支结余情况拟订，报市人民政府批准后执行。

第六条　足额缴纳城乡居民医保费的参保人员，在享受城乡居民医保待遇的基础上享受大病保险待遇，享受待遇的时间与享受城乡居民医保待遇的时间一致。

第七条　在城乡居民医保年度内，参保人员住院或进行门诊特定项目治疗发生的基本医疗费用中，属于城乡居民医保统筹基金最高支付限额以下所对应的个人自付医疗费用，全年累计超过1.8万元以上部分由大病保险资金支付50%；全年累计超过城乡居民医保统筹基金最高支付限额以上部分，由大病保险资金支付70%。

在一个城乡居民医保年度内，大病保险资金累计支付参保人员基本医疗费用的年度最高限额为12万元。

本办法实施后，参保人连续参加本市城乡居民医保2年以上不满5年的，大病保险资金年度最高支付限额另外增加3万元；参保人连续参加本市城乡居民医保满5年的，大病保险资金年度最高支付限额另外增加6万元。

××××年9月1日至××××年12月31日期间，我市城镇居民基本医疗保险（含××城乡居民医保）参保人员个人自付医疗费用与其××××年度个人自付医疗费用合并计算，按照上述规定享受相应的大病保险待遇。

第八条　市社会保险经办机构遵循《中华人民共和国政府采购法》的采购方式和程序，利用政府统一的招标平台，选定承办大病保险的商业保险机构，每一承办期3年。

第九条　承办大病保险的商业保险机构须同时符合以下基本条件：

（一）国内具有独立法人资格或独立承担民事责任能力并经中国银行保险监督管理委员会批准设立，取得《经营保险业务许可证》。

（二）在中国境内经营健康保险专项业务5年以上，具有良好的市场信誉；招标前连续3年未受到当地监管部门或其他行政部门重大处罚，具有良好的市场信誉，具有在本省开展健康险的经验，并在本市设有分支机构。

（三）商业保险机构总公司同意分支机构参与当地大病保险业务，并提供业务、财务、信息技术等支持，能够实现大病保险业务单独核算。

（四）具有建设与社会保险信息系统对接的大病保险信息系统的能力，具备完善的

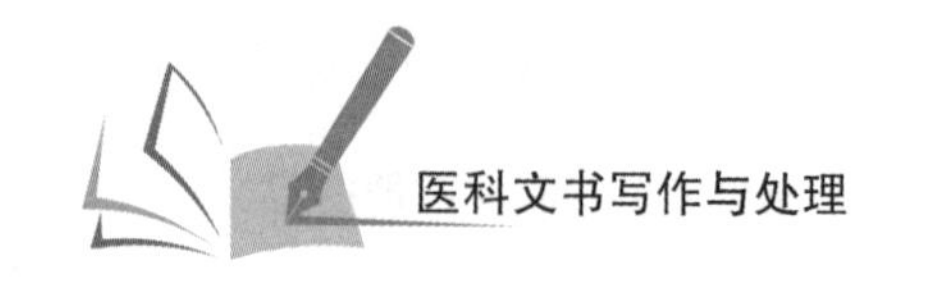

服务网络，具有医学等专业背景的专职工作人员，具有较强的医疗保险专业服务能力。

（五）具备大病保险信息系统的运行维护管理能力，具备必需的硬件设备，具有统计分析、测算、精算、决策支持等数据分析能力。

第十条　每个保险年度，以市社会保险经办机构确定的参保人数及招标确定的人均筹资额，计算大病保险筹集资金总额，并由市社会保险经办机构按合同协议约定分期划拨至商业保险机构。

第十一条　商业保险机构承办的大病保险资金要单独建账，单独核算。

第十二条　商业保险机构应依照合同协议按时足额支付相关医疗费用，并承担开展大病保险业务相关费用，费用支付方式按《财政部关于印发利用基本医疗保险基金向商业保险机构购买城乡居民大病保险会计核算补充规定的通知》（财会〔××××〕21号）规定执行。

第十三条　商业保险机构承办大病保险的盈利率和亏损率均应控制在4%～6%，具体按公开招标的结果确定。按盈利率计算的盈利额包含商业保险机构人员工作经费等全部运营成本。

每年市社会保险经办机构与商业保险机构按照“收支平衡、保本微利、自负盈亏”的原则，对大病保险划拨资金进行清算。大病保险资金年度结余超过按合同约定盈利率计算结余额度以上部分，全部返还城乡居民医保基金；大病保险资金年度结余等于或低于按合同约定盈利率计算结余额度时，全年大病保险资金全额划拨给商业保险机构。当年实际赔付大病保险金额超过大病保险当年筹资总额，超支部分小于或等于按合同约定的亏损率计算额度的，分别由城乡居民医保基金和商业保险机构各承担50%；超过按合同约定亏损率计算额度以上部分，全部由商业保险机构承担。

第十四条　商业保险机构未履行协议的，应当承担违约责任；情节严重的，可终止协议，大病保险资金剩余部分全额收回城乡居民医保基金。

协议终止后，在确定新的承办机构之前，大病保险待遇支付工作由市社会保险经办机构负责。

第十五条　市社会保险经办机构建立服务质量评估机制，设立服务质量指标，对商业保险机构的服务行为和服务质量进行综合考核。综合考核结果与城乡居民大病保险划拨资金的清算及商业保险机构的退出机制挂钩，具体由市人力资源和社会保障部门商有关部门另行按程序制订。

第十六条　因患重大疾病导致医疗费用负担过重影响基本生活的参保人员，在其享受城乡居民医保待遇和大病保险待遇后，可申请社会医疗救助。具体按照本市有关医疗救助的规定执行。

第十七条　本办法自××××年1月1日起施行。有效期3年，有效期届满，根据实施情况依法评估修订。

××市人民政府办公厅秘书处
××××年×月××日印发

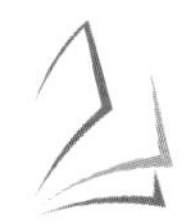

例文 2－32

××市残疾儿童康复救助办法

（××××年××月××日×××××会议通过）

第一条　为帮助残疾儿童在最佳时机恢复、矫正部分残缺的身体（心理）功能，促使他们与正常儿童一样健康成长，根据××省残联、财政厅《关于印发××省贫困残疾儿童抢救性康复项目实施方案及配套实施办法的通知》精神，结合我市实际，制定本办法。

第二条　本办法所称康复救助，是指政府主导、财政补贴和家庭承担相结合，以帮助失聪儿童、智力障碍、自闭症、脑瘫儿童及时接受“开智”“启聪”等“抢救性训练”和矫治的救助措施。

第三条　康复救助对象须具备以下条件：

（一）具有××市户籍。

（二）年龄在14周岁以下。

（三）持有《中华人民共和国残疾人证》（第二代）。

（四）正在接受康复训练或接受康复手术治疗。

第四条　符合上述条件的救助对象申请康复救助，需提供以下资料：

（一）居民户口本、身份证、《残疾人证》（第二代）和由具有康复资质的医疗机构出具的康复训练或康复手术证明。

（二）《××市残疾儿童康复救助申请表》。

第五条　市残联负责残疾儿童的普查登记、评估和相关审批工作，并于每年8月31日前确定下一年度残疾儿童康复救助计划。

第六条　康复救助经费来源于上级业务部门下达的精神病防治等康复专项经费、市财政拨款和社会捐款。

第七条　康复救助计划当年有效，跨年度的须经审批后列入下一年计划；每个康复救助对象原则上只享受1个周期的康复救助。

第八条　残疾儿童“抢救性训练”、矫治计划执行周期为：

（略。）

第十二条　市残联负责建立救助对象、补助经费使用等档案，自觉开展康复救助经费使用情况自查和评价工作，并将经费使用情况定期报送市财政部门。

第十三条　本办法自××××年8月1日起施行。

第十四条　本办法由市残联负责解释。

××市残疾人联合会

××××年××月××日

七、规则、细则、守则的写作

（一）规则

1．规则的涵义与适用范围

规则是指国家机关、社会团体和企事业单位（包括医科单位）管理具体事务时所使用的规约性文书。一般而言，规则多用于局部范围和公共场所，对一些具体的、事务性工作进行规定，对相关事项提出统一要求，制定管理的措施和程序。

2．规则的特点

（1）制作者具有宽泛性。规则的制作者范围很广，从中央政府到地方各级人民政府，以及政府相关部门、各企事业单位（包括医科单位）等均可以制定规则。

（2）范围具有局部性。规则所规定的范围比其他规章制度类医科文书要窄，适用于制定单位对局部范围的人员做出具体要求和规定。一部分规则为内部行文，只在一定范围内、一定时间内起作用。

（3）内容具有单一性。规则规范的对象比较集中和单一，只是局部范围内的特定对象，不超出这个范围，也不涉及其他。

（4）事项具有细致性。其所规定的事项具体细致，并且规格化、程序化、定型化。

例文2－33

眼科学国家××实验室消防安全管理规则

（××××年×月××日）

一、实验室各楼层均配备适用足量的消防器材，置于明显、方便取用之处。各种安全设施不准借用或挪用，并指定专人负责，定期检查更新。

二、经常保持实验室设备、设施、室内、室外环境清洁卫生。设备器材摆放整齐，排列有序，保持防火走道畅通。严禁走廊堆放物品阻挡消防安全通道。

三、电气设备用电不得过载；发现电路老化、短路及时报修更换。

四、实验室严禁用明火，规范使用电气设备。不得在冰箱内储存低沸点溶剂（如乙醚、丙酮、石油醚、苯等）；不得在烘箱内存放、干燥、烘焙有机物；不得用烘箱直接烘烤丙酮等低沸点溶剂洗过的玻璃仪器；定期检查加热设备的控温效果；不得在电烤箱等加热设备四周堆放易燃杂物；加热设备不能运转过夜，使用时要有专人看管。无须配备加热设备的实验室严禁使用电加热器具。电、水、气之设施必须按相关规定规范安装，不得乱拉、乱接临时线路。定期对实验室的电源、水源、火源等进行检查，发现隐患应及时处理。

五、规范存放使用易燃易爆化学试剂药品。化学试剂分类存放在专用试剂柜，使用恰当的安全容器妥善保存，以满足实验要求为准，不宜过多存放。

六、规范实验操作。严禁在开口容器或密闭体系中加热有机溶剂；金属钠、钾及其

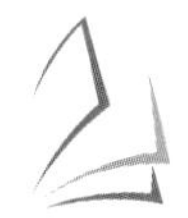

他金属试剂严禁与水接触，反应完后及时用醇类处理；实验中不能研磨某些强氧化剂（如氯酸钾、硝酸钾、高锰酸钾等）或其混合物；减压操作时，禁止使用平底瓶；加压操作时，要采取适当的防护措施；实验结束后立即关闭气体阀门和电器开关，尽量清除或减少可燃、易燃物质。

七、火灾的扑救。

（一）救火原则及方法

1. 救火原则

实验室万一发生火灾，要保持镇静，立即切断电源及燃气源，并根据起火的原因，采取针对性的灭火措施。扑救时应遵循先控制、后消灭，救人重于救火，先重点后一般的原则。

2. 救火方法

火灾的发展分为初起、发展和猛烈扩展 3 个阶段。初起阶段持续 5 ～ 10 min。实践证明，该阶段是最容易灭火的阶段。一旦出现事故，实验人员应保持冷静，立即组织人员，根据火灾的轻重、燃烧物的性质、周围的环境和现有的条件，采用相应的灭火手段。初期火势不大，应迅速利用实验室内的灭火器材（如沙箱、灭火毯、石棉布、灭火器等）或其他措施控制和扑救。在灭火的同时，要迅速移走易燃、易爆物品，以防火势蔓延。根据不同情况可采取不同措施。

（1）对在容器（如烧杯、烧瓶、漏斗等）中发生的局部小火，可用石棉网、表面皿或木块等盖灭。

（2）有机溶剂在桌面或地面上蔓延燃烧时，可撒上细沙或用灭火毯扑灭。

（3）对钠、钾等金属着火，通常用干燥的细沙覆盖。严禁用水和四氯化碳灭火器灭火，否则会导致猛烈的爆炸；也不能用二氧化碳灭火器。

（4）若衣服着火，立即脱除衣物。对一般小火可用湿毛巾、灭火毯等包裹使火熄灭。若火势较大，可就近用水龙头浇灭，必要时可就地卧倒打滚。

（5）在反应过程中，因冲料、渗漏、油浴着火等引起反应体系着火时，有效的扑灭方法是用几层灭火毯包住着火部位，隔绝空气使其熄灭，必要时使用灭火器。

（6）实验室仪器设备用电或线路发生故障着火时，应立即切断现场电源，并组织人员用灭火器进行灭火。

（二）灭火器

1. 火灾类型

按照不同物质发生的火灾，火灾大体分为 4 种类型。

（1）A 类火灾为固体可燃材料的火灾，包括木材、布料、纸张、橡胶、塑料等。

（2）B 类火灾为易燃可燃液体、易燃气体和油脂类火灾。

（3）C 类火灾为带电电气设备火灾。

（4）D 类火灾为部分可燃金属，如镁、钠、钾及其合金等引发的火灾。

2. 常用灭火器种类

灭火器的种类很多，常用的主要有磷酸铵盐干粉灭火器、二氧化碳灭火器和泡沫灭火器。

（1）磷酸铵盐干粉灭火器。磷酸铵盐干粉灭火器可普遍用于固体（A 类）、液体（B 类）及电器（C 类）的初起火灾，但不能扑救金属燃烧（D 类）火灾。

（2）二氧化碳灭火器。以高压气瓶内储存的二氧化碳气体作为灭火剂进行灭火，二氧化碳灭火后不留痕迹，适用于图书、档案、精密仪器的火灾。它不导电，适宜于扑救带电的低压电器设备和油类火灾，但不可用它扑救钾、钠、镁、铝等物质火灾。使用二氧化碳灭火器时，一定要注意采取安全措施。空气中二氧化碳含量达到 8.5 % 时，会使人的血压升高，呼吸困难；当含量达到 20 % 时，人就会呼吸衰弱，严重者可窒息死亡。因此，在狭窄的空间使用后应迅速撤离或佩戴呼吸器。注意勿逆风使用，因为二氧化碳灭火器喷射的距离较短，逆风使用可使灭火剂很快被吹散而影响灭火。此外，二氧化碳喷出后迅速排出气体并从周围空气中吸收大量热量，因此，使用中注意防止冻伤。

（3）泡沫灭火器。泡沫灭火器适用于扑救一般 B 类火灾，如油制品、油脂等火灾；也可适用于 A 类火灾；但不能扑救 B 类火灾中的水溶性可燃、易燃液体的火灾，如醇、酯、醚、酮等物质火灾；也不能扑救 C 类和 D 类火灾。

（二）细则

1．细则的涵义

细则是指针对已有法律、条例、规定、办法、规则等规章制度类医科文书做出的更具体的补充或辅助说明性的规章制度类医科文书，使原有的规范进一步具体化、详细化，以便于操作与实施。

2．细则的特点

细则大都由各级政府机构根据实际需要制发，具有很强的约束力。细则具有如下特点。

（1）具有辅助性。细则不是就某一方面工作或事项所做的全面系统的规定，而是在原有文件的基础上派生出来且是对原有文件的补充和细化的规定，具有辅助实施的功能。因此，离开原有文件，就不可能产生细则。

（2）具有规范性。细则虽然是对原有规范性文件的补充和细化，但是不能因而降低其规范功能。细则不仅是对原有文件的补充，还是针对新情况、新问题制发的。细则一经发布生效，相关单位和普通公民都要严格遵照执行。

（3）具有具体性。具体性由细则的行文目的决定，因而在其内容上具有明显的具体性特点。

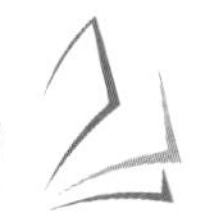

例文 2－34

××医科大学医保学生就医管理实施细则
（××××修订版）

第一章　总　则

第一条　根据《××省政府办公厅关于将在××省就读的大学生及中等职业技术学校和技工学校学生纳入城镇居民基本医疗保险试点范围的通知》《××市城镇居民基本医疗保险试行办法》《关于调整〈××市城镇居民基本医疗保险试行办法〉有关规定的通知》及《××市城乡居民社会医疗保险试行办法》等文件要求，结合我校实际，制定《××医科大学医保学生就医管理实施细则（2016 修订版）》（以下简称本细则）。

第二条　本细则是根据省、市医保要求，管好、用好学生门（急）诊医保费，保障学生健康的一项具体保障制度。

第三条　本细则本着“积极防病、保障基本医疗、杜绝浪费”的原则制定。

第四条　享受医保待遇的学生，既有享受学生医保待遇的权利，又有维护和遵守学生医保管理规章制度的义务。

第五条　享受医保待遇的学生，应严格根据××市学生医保相关规定和本规定报销医疗费。

第二章　享受学生医保待遇的条件

第六条　参加××市城乡居民基本医疗保险，并及时、足额缴纳当年医疗保险费的在校大专生、本科生、研究生和国家公费留学生（以下简称“医保学生”），符合享受学生医保待遇的条件。

第三章　管理机构及职责

第七条　学校成立学生医保办公室（办公地点在××栋×楼校本部门诊部），由学校医院管理处监督管理，履行下列职责：

（一）贯彻、落实××省及××市有关基本医疗保险相关规定，及时修订本细则。

（二）办理本部校区学生和××校区学生医保费用的征缴、续保等业务，负责收集、审核、汇总、上报参保学生信息，协助学校财务处进行医保费划扣，应届毕业生停保工作，新生医保卡发放工作。

（三）办理本部校区学生医保规定内发生的急诊、零星报销、外点实习医疗机构就医所发生的医疗费。

（四）××校区门诊部负责××校区学生在××校区门诊部及指定转诊医疗机构就医所发生的门（急）诊医疗费的审核及零星报销。

（五）协调核拨学生医保门（急）诊包干经费。

第八条　本部校区门诊部、××校区门诊部（以下简称“两校区门诊部”）分别由

××医院、××医院直接管理，并接受学校医院管理处负责监督管理。

两校区门诊部负责医保学生的转诊工作，不经转诊或直接到其他医疗机构就医，门诊医疗费不予报销（急诊除外）。

医保业务办理联系电话号码为本部校区门诊部电话号码：××××××××，××××××××。

第九条　医保学生的门诊特殊病种、门诊指定慢性疾病、门诊专科和住院医疗保险待遇，由××医疗保险服务管理局从××市城乡居民医保基金中按规定比例支付（详见附件1）。

第四章　就诊医疗机构

第十条　普通门（急）诊指定就诊、转诊医疗机构及要求。

（一）本部校区学生指定医疗机构为本部校区门诊部，转诊医疗机构为××医院。

（二）××校区学生指定就诊医疗机构为××校区门诊部，转诊指定医疗机构为××医院、××区第一人民医院。

（三）校外实习期间患病指定就诊医疗机构：在医院实习的学生仅限在本实习医院就医。如果实习点不在医院，须固定一家县级以上公立医院就诊。

（四）若医保学生在寒暑假探家期间患急性病，须固定一家县级以上公立医院就诊（急诊目录见附件2）。

第十一条　医保学生应首选在××市医保定点医疗机构住院；不在××市医保定点医疗机构就医的，不予报销。

第五章　就医流程

第十二条　医保学生门诊就医流程：

就诊时必须携带医保卡、学生证、校园卡、有效身份证件和校区门诊病历，到相应校区门诊部就医；需要转诊的学生，经相应校区门诊部办理转诊手续，持转诊证明到指定转诊医院诊治（急诊除外）。

（一）本部校区学生门诊就医流程：持学生证、校园卡、病历本挂号→诊疗→缴费→药房取药。转诊××医院就医流程：持学生证、病历本、转诊证明→到××医院门诊人工窗口挂号，也可在本部校区门诊挂号→专科就诊→门诊收费窗口缴费→药房取药。

（二）××校区医保学生门诊就医流程：持学生证、医保卡、病历挂号→诊疗→划价、支付自负费用→取药、治疗。转诊指定医院就医流程：经××校区门诊部同意并填写转诊单（一式两份）→到定点医院就医→一个月内，凭转诊单及相关资料回××校区门诊部办理报销→门诊部每月汇总报销数据给医院财务处→次月医保报销费用划入学生个人医保账户。

第十三条　校外实习期间门（急）诊、寒暑假探家期间急诊就医流程：持有效身份证件、医保卡、病历必须在县级以上、公立医院挂号（原则上在所在实习医院就医）→诊疗→划价、全额缴费→取药、治疗→回相应校区门诊部按规定的比例报销（就医后一个月内报销有效，过期不予报销，寒暑假顺延一个月）→门诊部每月汇总报销数据给×

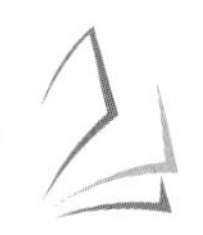

×医院/××医院财务处→医保报销费用划入学生个人账户。

第十四条　广州市内医保定点医院住院就医流程：持有效身份证件、医保卡→广州市任何一家医保定点医院办理住院手续、治疗，达到出院标准→出院处通过系统结算→交纳个人应交费用即可出院。

第十五条　外点住院或基金不正常住院报销流程：携当次住院病案首页和入院记录复印件、发票、费用清单、出院小结、疾病诊断证明书（均须加盖医院公章）、医保卡正反面复印件等资料→××区医疗保险服务管理局审核报销→报销款直接打入医保卡账户。对于在寒暑假回户籍所在地经急诊住院者，由学院开具住院证明，并注明校区、放假时间，所住医院和时间，加盖本学院公章。

第六章　门（急）诊医疗费报销

第十六条　医保学生门（急）诊医疗费报销范围如下。

（一）门（急）诊医疗费报销项目属于《××省基本医疗和工伤保险药品目录（2010版）》诊疗项目范围、医疗服务设施范围（可网上查询）。

（二）门（急）诊医疗费报销项目被××市社会医疗保险普通门诊药品目录（2014版）收录。

第十七条　医保学生门（急）诊医疗费的报销，按照以下规定执行：

（一）在两校区门诊部产生的医保目录内的门急诊药费，医保学生自付10%。

（二）本部校区门诊部转诊到××医院就医的，普通门诊药费凭转诊证明，医保范围内按50%现场即时结算。××校区门诊部转诊到其他定点医疗机构所产生的费用，须全额自费，就医后一个月内回××校区门诊部，凭门诊病历复印件、发票、费用清单及医保卡复印件，经门诊部医保办审核，按医保范围内药费50%报销。过期不予报销（寒暑假顺延1个月）。

（三）医保学生在寒暑假探亲期间患急性疾病（见附件2），在就近县级以上公立医院就诊所产生费用，一个月内回相应校区门诊部，凭相关门诊病历复印件、发票、费用清单及医保卡复印件，经门诊部审核后，医保目录内药费报销50%。

（四）医保学生的普通门诊费用（统筹基金支付）每人每年不超过1 000元，超过的费用全部自费。

第十八条　医保学生的门诊特殊病种、门诊指定慢性疾病项目须在专科门诊办理申请手续，经就诊医院医保办审核后享受相关待遇。

（一）门诊指定慢性疾病待遇标准：参保人最多可选择享受3种指定慢性疾病的门诊待遇，不滚存，不累计，每种门诊指定慢性疾病50元/月。

（二）门诊注射狂犬疫苗纳入医保报销：在××市就近医保指定医院接种，即时结算；每人每年最高支付200元。

第十九条　医保学生未按以上规定选择医疗机构就诊，所产生的门（急）诊医疗费自理。

第七章　自费范围

（略。）

第三十条　本细则自印发之日起实施。

第三十一条　本细则由××医科大学医院管理处（学生医保办公室）负责解释。

附件1　《××市城乡居民社会医疗保险试行办法》（×府办〔××××〕××号）

附件2　急诊就诊目录

（三）守则

1. 守则的涵义与适用范围

守则是指国家机关、社会团体和企事业单位（包括医科单位）等根据相关精神和实际需要制定的并要求所属成员严格遵守的行为准则。守则常常用以规范各行各业人们的道德和行为以及具体操作。

2. 守则的特点

（1）守则具有高度概括性。所定的规范内容明确、具体、实在，既高度概括，又具体可行。

（2）守则具有简练性。守则的条数一般都较少，整体篇幅较短。所写的条文要简练，易懂易记，易于执行和操作。

3. 守则的表述形式和草拟要求

守则所规定的内容比较简单概括，突出体现简洁凝练、一目了然的特点。

例文2－35

护士守则

第一条：护士应当奉行救死扶伤的人道主义精神，履行保护生命，减轻痛苦，增进健康的专业职责。

第二条：护士应当对患者一视同仁，尊重患者，维护患者的健康权益。

第三条：护士应当为患者提供医学照顾，协助完成诊疗计划，开展健康教育，提供心理支持。

第四条：护士应当履行岗位职责，工作严谨、慎独，对个人的护理判断及职业行为负责。

第五条：护士应当关心、爱护患者，保护患者的隐私。

第六条：护士发现患者的生命安全受到威胁时，应当积极采取保护措施。

第七条：护士应当积极参与公共卫生和健康促进活动，参与突发事件时的医疗救护。

第八条：护士应当加强学习，提高执业能力，适应医学科学和护理专业的发展。
第九条：护士应当积极加入护理专业团体，参与促进护理专业发展的活动。
第十条：护士应当与其他医务工作者建立良好关系，密切配合，团结协作。

第八节　大事记、会议记录、会议纪要

一、大事记

（一）关于大事记

1．医科文书大事与大事记的涵义

医科文书中的大事，是对医科单位、医科行业的现实工作和今后发展具有较大和较重要影响的事情。

大事记是按照时间顺序记录一定空间范围内发生的重大事件、重要情况，以供日后查考的实录性事务文书。它既是一个单位、一个行业、一个地区、一个政党乃至一个国家各个领域大事要事的简要记载，也是编纂资料、查证历史、总结工作的重要线索和依据。

2．大事记的种类

（1）按记载内容分类，有各种内容的大事记，在本节中所选大事记例文是医疗卫生教育类的大事记。

（2）按选材范围分类，有综合性大事记和专题性大事记。

（3）按编写时间分类，有即时性大事记和追记性大事记。

3．大事记的基本特点

（1）纪实性。大事记属于实录性文书。编写大事记必须坚持实事求是的原则，依据客观事物的本来面目记录。对尚未核实的数据和言过其实的内容，要予以剔除。大事记所记内容应当是经得起时间检验的真实可信的历史事实。

（2）时序性。大事记严格按照事件发生发展的时间顺序记录历史事实，确保事件的来龙去脉清楚完整，言之有序，以便查考利用。

（3）全面性。除专题性大事记外，大事记的选材讲求全面性，凡属于记载范围的重大活动和事件均应如实记录，以便为总结工作、查证历史、编纂资料提供准确的线索。

（4）永久性。大事记不仅是回顾历史和总结工作的重要依据，也是研究社会发展的重要史料，所以《国家档案局关于文书档案保管期限的规定》所附《文书档案保管期限表》将大事记的保管期限定为永久保管。因此，大事记的内容要客观准确，同时用于记载大事记的纸张和字迹材料必须符合国家的有关规定，以利于档案史料的长久保存。

4．大事记的主要功能

（1）大事记是日常管理工作的重要查考依据，忠实地记载着一个地区、一个单位的重要工作活动和重大事件，可以为研究工作、总结经验提供有价值的材料，有助于改进

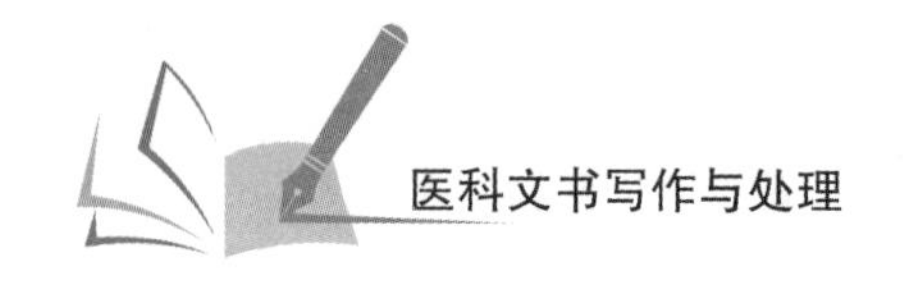

工作、提高管理水平。

（2）大事记具有重要的史料价值，是进行历史研究的可靠资料和重要线索，能够为编写史志、考察历史积累重要史料。

（3）大事记具有拾遗补阙的功能。有些工作或事件在正式文件中没有反映，可以通过大事记记载下来，因此，大事记是本地区本部门永久性档案的重要组成部分。

（二）拟写大事记

大事记与普通文书不同，其由若干事件集合而成。就其整体结构而言，由标题、主体两个部分组成。

1．标题

大事记的标题形式如下。

（1）由编制单位名称、事由和文种构成，如《××医科大学“211 工程”建设大事记》。

（2）由编制单位和文种构成。

（3）由事由和文种构成。

（4）由编制单位、时间和文种构成。

2．主体

一般由时间和事项两个要素组成。时间按照公元纪年的年、月、日顺序依次排列；事项是指重要工作活动和重大事件。这些事项按照相对统一的标准选择记录。

按照党政机关综合性大事记的范围，以下事项应当列入大事记：

（1）上级领导出席本地区、本行业、本单位重大活动，或检查、指导工作，并做出重大决策或重要部署、指示等情况。

（2）贯彻国家方针政策中采取的重大举措及发布重要决议情况。

（3）本行业、本单位召开重要会议和做出重要决策情况。

（4）本行业、本单位机构设置、体制变动、区划调整情况。

（5）本行业、本单位主要领导人调动和任免情况。

（6）本行业、本单位重大科技成果、发明创造及受上级机关褒奖情况。

（7）本行业、本单位出现的重大社会动态情况。

（8）本行业、本单位发生的严重责任事故和自然灾害情况。

（9）本行业、本单位召开的重要会议情况。

（10）其他需要记载的重要情况和事件。

在本节中有关大事记中的“本行业”一般是指与医科相关的行业。

（三）大事记的编写要求

1．客观准确

编写大事记要尊重客观事实，如实反映事物的本来面目。对选用的材料要认真考证，对不清楚的事要调查清楚之后再做记录。要注意不能带有个人褒贬感情或凭主观想象去记叙。词语运用要准确、简练，以客观记载为主。

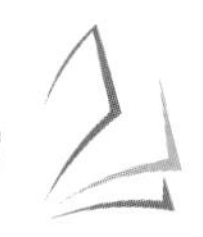

2. 完整全面

凡属对本单位有一定影响、对今后有考察价值的事件，都要准确记载。对涉及的人员、部门及各种数字应记录清楚，对时间跨度大的事件更要记载完整。

3. 条理清晰

严格按照时序记载，确保所记事项头绪清楚、要素完整。对持续发生或过程较长的事件，要做好阶段性记载，并在事件结束时做一次综合性记载。

4. 简明扼要

对每一事件发生的时间、地点、起因、经过、结果等，除时间、结果外，其他要素可酌情略写，做到大事突出、要事不漏、琐事不录、以时系事、不加评论。表述方式要条文化，不要文章化。

例文 2－36

××医科大学××××年大事记

1月17日，××医科大学××校友会成立，××医科大学博士研究生导师×××当选为校友会会长。

1月27日，××医科大学×××纪念医院举行“×××医学研究中心”揭幕仪式，由学校党委副书记×××和×××代表×××揭幕，院长×××做了讲话。

2月25—28日，我校××防治中心受卫生部教材办委托举办了全国统编研究生《肿瘤学》教材编审会。该教材由我校××防治中心主任×××主编。

2月26日，我校××中心×××教授荣膺首届“全国百名优秀医生”称号。该活动由中华医学会、中华医院管理学会、健康报社联合主办。

3月12日，校党委办公室与校长办公室、校团委与学生处（学生工作部）合署办公。合署后，其机构名称、领导岗位和工作范围职能仍保留，干部工作分工和人员安排统一调配，以加强工作联系和集中领导。

3月13日，经校党委常委会议研究决定，×××同志任××医科大学校长助理。

3月23日，我校顺利完成了“211工程”重点学科建设研究课题的评审工作，整体资助44人，启动资助17人。

4月9—11日，在北京召开的中华医学会第×××次全国会员代表大会上，校长×××再次当选中华医学会副会长。

4月13日，肝胆胰外科国际学术交流会在我校附属一院召开。

4月17日，我校成立学生记者站。

5月14—20日，应××大学×××校长邀请，我校党委副书记×××、副校长×××率师生代表团一行27人友好访台。

6月1日，我校护理学院女子群舞《感悟五四》代表我校参加××省电视台举办的题为“壮志朝阳”的大型文艺晚会。校党委副书记×××、护理学院和校团委领导及我校部分学生观看了演出。

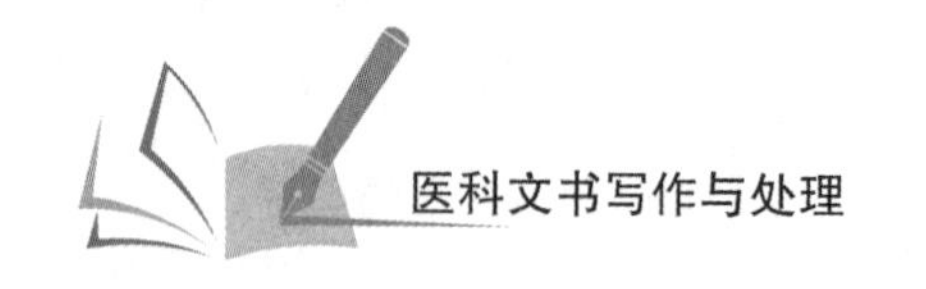

6月4日，我校病原生物学诊断中心成立。这是基础研究与临床医疗研究互相结合探索临床基础合作的新路子，为我校科研成果转化为生产力探索出行之有效的途径。

6月13—14日，校长×××应邀访问××大学，与××大学×××校长联合签署了《××大学中药及天然药物国际研究计划合作备忘录》，以共同研究和开发中药、天然药物。

6月18日，×××纪念医院与××明爱医院举行缔结友好医院签字仪式。

6月22日，我校附属×院成功治疗1名右位心伴三支腔静脉异位回流入左心房女童。该手术在全国尚属首例。

9月2日，副书记×××、副校长×××带领相关部处负责同志巡察校园，认为我校秋季开学准备工作已完成，扩招所带来的新增学生吃住问题也得到妥善安排。

9月4—8日，我校肺癌研究中心主任，×院院长×××当选为新一届的全国肺癌专业委员会主任委员。

9月8日，我校附属×院儿童发育行为中心正式挂牌成立。

10月13日，我校举行创建本科教学工作优秀学校任务书签字仪式。校党委书记×××、校长×××等主要党政领导以及各学院、中心、部、处等附属单位的党政"一把手"出席了签字仪式。

10月27日，××省×××副省长率××省及××市领导在校长×××的陪同下，视察了我校××基因诊断中心。

10月至11月底，我校开展执业医师资格认定工作。

11月4日，我校举行纪念×××100周年诞辰暨病理学研讨会。

11月5日，我校××眼科中心举行×××100周年诞辰纪念活动。

11月6日，我校隆重举行以"发扬××传统，再创世纪辉煌"为主题的建校×××周年庆祝大会暨师生运动会。××省副省长×××等领导出席大会并致辞。在庆祝大会上还举行××世纪精英投资公司赞助700万元以装修校运动场、××集团有限公司赠送给学生价值133万元的床褥捐赠仪式。

11月×日，我校举行与××区政府共建××医科大学××医院签约仪式。

11月10日，旅美××届校友、××校友会理事长×××受聘为我校图书馆名誉馆长。

11月27日，我校眼科中心×××当选中国工程院院士，成为我国实行院士制之后的我校首位院士。

二、会议记录

（一）关于会议记录

会议记录是与会议同步产生的原始记录，是反映会议组织状况和会议内容的重要事务文书。会议记录经主持人和记录员签字后，可作为查证事实的凭据。会议记录可以分别通过笔录或录音、录像等形式完成，这里介绍笔录而成的会议记录。

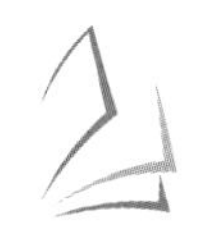

在此通过阐述会议记录与会议纪要的异同，进一步介绍会议记录。两者都源于会议，同属于实录性文书。它们的区别在于，会议记录是记载会议进程和会议发言以备查考的事务文书，侧重于发挥原始凭证作用；会议纪要则是国家法定公文，具有现实执行效用和约束力。会议记录是与会议同步形成的实录性文书，具有原始和翔实的特点；会议纪要是有关人员在会议文件基础上整理加工摘编而成的，是会议内容系统而简要的反映。会议记录没有统一格式，由单位自定；会议纪要则有规范的格式要求，并且与其他文书略有不同。会议记录是对发言者发言的再现；会议纪要则采用记叙为主、说明为辅的形式，运用准确、严谨、简明的文书语言，记载和反映会议的主要精神和议定事项。会议记录一般不对外公开，只作为内部档案资料保存备查；会议纪要则作为附件随文对外发布。

（二）拟写会议记录

1. 表格式会议记录

表格式会议记录是文章式会议记录的表格化，各单位可以根据需要自行设计记录用纸格式。表格式会议记录用纸样式可参见图2－1。

××××会议记录用纸

会议名称：
会议时间：　年　月　日　　午　时　分　　地点：
出席人员：

列席人员：
缺席人员：
中途出（退）席者：
主持人签字：　　　　　　　　　　记录人签字：
审阅签字：
主要议题：
发言内容：

图2－1　表格式会议记录用纸样式

2. 文章式会议记录

文章式会议记录主要由标题、会议概况、会议主要内容、文尾四部分组成。

（1）标题。标题常由“会议名称＋文种”组成，如《××局局长办公会记录》。

（2）会议概况。会议概况包括开会时间、地点、与会人员（参加人员范围）、缺席人员（必要时注明缺席者职务、职称）、主持人（姓名、职务身份）、记录员姓名等。这些内容可在会议正式开始之前写好。

（3）会议主要内容。会议主要内容包括会议议程与议题、会议发言讨论情况、与会者的意见和建议、会议议定事项（主要是以主持人所做的总结性讲话形式予以归纳、宣布）和会议重要文件或决策事项的表决结果等。对会议内容的记录，有摘要记录和详细记录之分。对一般性会议可做摘要记录，对重要会议则要做详细记录。

（4）文尾。文尾标明“散会”“休会”字样，在会议记录右下角（也可在会议概况处）注明“主持人”“记录人”字样，分别由主持人和记录人签字，以示负责。

3. 会议记录的写作要求

（1）准确。要如实记录会议基本情况、会议进程及发言者发言的原意或原话，不能违背发言人的意图甚至曲解其发言内容，更不能掺杂记录者的主观见解或语言表达习惯，否则就失去会议记录的原始凭证作用。此外，还要准确反映会场气氛，尽可能记下发言者的语气、感情变化和会场的反应等。

（2）快速。要迅速记录发言内容，这是做好会议记录的基本功。为此，要训练记录速度，掌握快速记录的简便方法和技巧。例如，对于较长的词语，可以使用约定俗成的简称；对于成语、俗语等人们熟知的语言，可以省略一部分，会下再及时补充；对于某些专用或特殊的词语，可以用外文缩写符号代替等。

（3）全面。要力争全面记录会议内容，尤其是重要内容要做到有言必录。对主要领导人和主持人的讲话要尽量完整记录，对会议表决结果也要全面准确地记载。对于与会议主题关系不大的内容，可以概括记录或不记。

（4）清楚。记录内容要头绪清楚，字迹清晰可辨，段落层次分明，以便查考利用。

例文 2－37

××大学学生医保管理小组会议备忘录

会议时间：××××年××月××日×午××时××分。

地点：××大学××楼×××会议室。

出席：×××。

请假：×××。

列席：×××。

××××年×月×日上午，××大学学生医保管理小组在××楼517会议室召开工作会议。会议由×××副校长主持。会议通报××××年学生医保工作情况，讨论和审议学生医保的相关事项。会议内容备忘如下。

一、通报学生医保工作的相关情况

（一）参保情况

截至××××年12月底，我校已完成××××医保年度的参保工作，我校共×× ×××人参保。其中，××校区×× ×××人（低保××人）参保，××校区×× ×××人（低保××人）参保，参保率××.××%。

（二）学生医保费代收代缴情况

××××医保年度，尚有×××人未交纳医保费用，欠费×× ×××元。

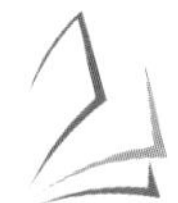

（三）医保空档期医疗费用报销

医保空档期共审核住院费用×人次，从学生医保专项经费中共支付了××　×××元。

（四）学生医保门诊专项资金清算工作

××××过渡医保年度，××校区×校园门诊部门诊专项基金超支×××　×××.××元，按学校与各门诊部签订的《××大学学生普通门（急）诊医疗费定额管理协议书》规定，学校应补偿×××　×××.××元；××校区×校园和×校园门诊部门诊专项基金不超支。

××××医保年度1—12月，广州校区×校园门诊部门诊专项基金超支××　×××.××元，按《××大学学生普通门（急）诊医疗费定额管理协议书》规定，学校应补偿×××　×××.××元；××校区×校园和×校园门诊部门诊专项基金不超支。

（五）学生重大疾病补助情况

根据《××大学全日制在校生医疗补助基金管理办法》，××××年××月至××××年×月共救助学生××人，补助××　×××.××元。

二、讨论和审议学生医保的有关事项

（一）讨论调整会议时间的问题

会议决定调整学生医保管理小组会议召开时间，由原来的每年1月和6月改为每年的3月和9月，如有特殊情况可召开临时小组会议。

（二）讨论学生医保参保扩面工作经费核拨的问题

会议决定，根据《××大学学生医保工作小组工作细则》（×大财务〔××××〕××号）相关规定，××××医保年度各学院（单位）共应划拨学生医保参保扩面工作经费××　×××.××元。

（三）修订学生重大疾病补助管理办法

会议同意对《××大学全日制在校生医疗补助基金管理办法》（×大财务〔××××〕×号）进行修订，修订的主要内容如下。

（1）取消××大学学生医疗补助基金工作小组，工作职能由学生医保管理小组承担。

（2）第四条申请条件中增加门诊指定慢性疾病、门诊特殊病种的自付费用。

（3）第五条（一）对于补助对象在医保定点医院住院治疗发生的医疗费用，根据医保规定个人按比例自付的费用，补助30%。（二）补助对象为在医保定点医院住院治疗发生的医疗费用，根据医保规定属于个人全自付费用的（包括治疗性自费药品、材料费、治疗费、检查费及限额报销项目超限额部分的费用，超标床位费、空调费、诊金及会诊费等除外），补助15%；若已获得其他捐赠或补助，则扣除其他捐赠或补助金额后再按15%予以补助。对于符合救助条件，且住院期间因抢救须使用白蛋白、球蛋白等血液制品，按15%予以补助，每年最高补助限额为×　×××元。（三）补助对象在医保定点医院发生的门诊指定慢性病费用、门诊特定病种费用，根据医保规定属于个人自付的费用，补助20%。

（4）第九条医疗费用发生日追溯至××××年×月×日。

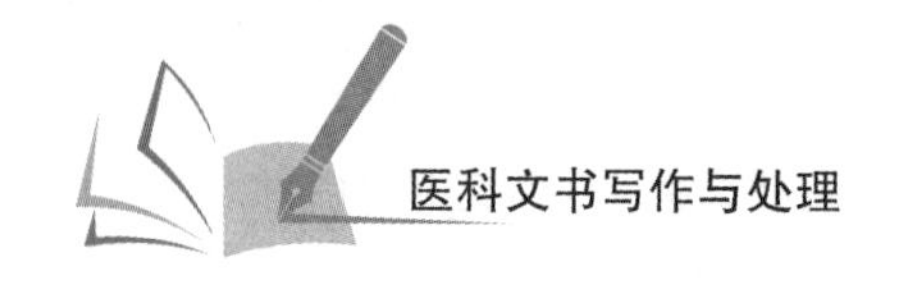

（四）讨论学生重大疾病补助的有关问题

根据会议修订后的《××大学全日制在校生医疗补助基金管理办法》，小组成员对符合条件的学生补助申请进行讨论。此次共审核同意××名学生的重大疾病补助申请，补助金额×× ×××.××元；×名学生的门诊指定慢性病补助申请，补助金额×× ×××.××元。

会议名称：×××。

记录人：（略）。

例文 2－38

××大学医科工作研讨会记录

（××××年×月××日）

会议时间：××××年×月××日下午××时××分。

会议地点：××大学××校区××楼××楼××厅。

参加人员：魏×、刘×、牛××、程××、孟××、郑××、萧××、孙××、利××、石××、富××、王××、胡××、谭××、黄××、杨××、薛×、黎××、肖××。

召集人：魏×、肖××。

记录人：楚××。

会议主题：（略）。

会议记录：

肖××："对于我校医科的发展方向，大家都非常关注，这也是我们今天下午研讨的主题。（略。）今天下午有没有成果，就看大家是否各抒己见了。我们现在开始吧。"

汪××："校长上次在××会议上，（以及）这次会议上都提到大学实现国际化的战略。如何实现这个战略，我觉得这值得探讨。×××等3人的报告都很好，他们做了些功课，查了学校发表的文章（的）数量与排名的关系。第一点，关于科研方向，结合我们大平台建设，我谈一点体会。（略。）第二点，（略）。我们从职称方面、政策方面要去扶持，去做一些事。我提一些看法。（略。）"

刘×："刚才×院长讲得很好，内容涉及学科发展的各个方面。那我就从另外一个角度——转化医学方面来讲（略）。"

牛××发言。（略。）

程××发言。（略。）

孟××发言。（略。）

郑××："我觉得××医科可能已经到了一个历史发展，或者说重新整合的阶段。（略。）我觉得学校可以结合大的平台、大的团队，还有职称的晋升、医生的培养做一个顶层设计。实际上如果理顺的话，这几个矛盾是可以解决的。我觉得医学在中国有几种模式，我们的周边模式是大生产队。我比较喜欢北京协和的模式，不为所动。它的学

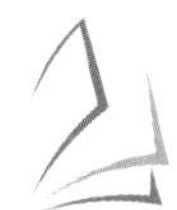

科排名总是第一，这是它的底蕴。回归医学的本质，这是非常重要的。（略。）”

萧××：“（略）。我也是有这样一个想法。来一个倡议——我们×××（医科）是不是能建立一个信息共享的平台？不管是借助平台，还是机制，或是体制，都需要建立这样一个信息共享平台。为什么要这样做？我觉得是这样——我们药学当然会专注于基础研究与新药研发，就像基础医学院做的一样，但我们的这些研究都是为了解决临床问题，因此，其实我们的临床医学、药学、基础医学，实际上可以结合在一起。我们可以围绕一些大的问题把这个平台建立起来。这样的话，信息共享需要先实施开展。（略。）”

魏×：“能不能在校内的医科团队建一个平台？例如，哪个团队解决不了问题，就可以把信息发到这个平台上。别人如果正好能够解决，他们就知道自己能解决谁的问题。这是一个交流的平台。”

孙××：“对，我认为确实如此。这个医院的很多方案都离不开药物研发。实际上我们做研究的时候不太了解临床上需要一些什么东西，我们只是按照自己的想法去做研究。如果临床方面提出问题，我们在这个基础加上药物研发，开发出来的药物可能更有市场前景。”

利××发言。（略。）

石××：“（略。）我赞同学校建立一个很大的转化中心，这对临床发展会起到很大的作用。此外我觉得我们八家兄弟单位在平时的工作上联系得不太紧密。我非常赞同建一个信息中心，信息不局限于科研，还包括我们八家医院的临床数据、检验数据、影像数据，这些都是可以相互利用的东西。我们现在都没有将这些信息链接到网络上。我认为我们的单位联系应当更紧密，不管在哪个方面。这使我们几家附属医院的联系更加紧密，而且对我们医科发展更有好处。”

富××：“（略。）今年开始，国家推行住院医师规范化培训制度，这个制度已经成为医生的准入门槛。现在大家的一个共识是院校培养的是半成品，只有经过毕业后的医学教育，出来的才是成品。换言之，就是我们这个关卡是把半成品变为成品的关卡，因此责任非常重大。希望能够有一个比较成熟的医科管理制度。”

薛×：“我想到三方面的问题。第一，我们培养机制的问题，包括今天提到的科教工作如何融合的问题、我们的前期医学基础和后期的临床培养怎样更好地衔接和对接的问题、我们的本科生和研究生怎样一贯式地培养的问题、文理工医学科交叉融合的问题……这几个协同机制怎样去促进，为我们的拔尖人才或者说是卓越人才的培养创造一个好的环境和土壤。还有就是我们的培养方案和课程设置。教学改革的最后的核心落在课程体系、课程结构上，而我们目前的课程体系比较传统，为基础—前期—后期的模式。可否针对一些具体问题进行探索？例如，在我们拔尖人才培养的试验区上可否探索一些更深度整合的、以问题为中心的整合性课程的问题。第二，我们的教师团队。所有教学内容和方法的改革最后还是靠教师去实施。我们的教学团队如何提升教师教学专业的发展能力，包括在前期的基础上将教师队伍打造为一个更大的协同教学的团队，从而为我们的人才培养提供一个更好的基础保障。第三，我们的考核和评价机制，包括对教师教学的评价及对学生的评价。我们医科在前期已经探索了引进全球医科人才培养的一些标准，即全球通用的医学生培养标准。在这个基础上，我们能否结合学校特色，再做一些探索，特别是结合教育部拔尖卓越计划对相关工作做进一步的深化？”

魏×发言。（略。）

肖××发言。（略。）

郑××发言。（略。）

肖××：“我们今天的讨论非常热烈，很有成果，下面散会。谢谢。”

三、会议纪要

（一）关于会议纪要

1．会议纪要的用途

会议纪要用于记载会议主要情况和议定事项，既是贯彻落实会议精神、指导工作、解决问题、交流经验的重要工具，又是综合传达会议信息的主要载体之一。

2．会议纪要的分类

（1）决议性会议纪要。决议性会议纪要作为传达和部署工作的重要依据，主要记载和反映领导层制定的重要决策事项，对工作具有直接指导作用。

（2）研讨性会议纪要。研讨性会议纪要主要记载和反映经验交流会议、专业会议或学术性会议的研讨情况，不需要做出决议，不必给出统一意见，主要目的在于阐明各方的观点和意见，主要用于专门职能部门和学术机构召开的专业会议或学术研讨会议。

（3）协议性会议纪要。协议性会议纪要主要记载双边或多边会议达成的协议情况，以作为会后各方执行公务和履行职责的依据，对协调各方今后的工作具有约束作用，常用于领导部门主持召开的协调会或多部门参加的联席办公会。

（二）会议纪要的拟写

1．会议纪要的格式构成

会议纪要一般分为会议纪要版头、会议纪要主体和会议纪要版记三大部分。

（1）会议纪要版头。会议纪要版头有两种形式：一种是专用的纪要版头，用于定期召开的办公会议，由会议纪要名称（会议名称＋纪要）、期号、编制单位、编制日期组成。另一种类似于下行文格式，由发文机关标识和发文字号构成。

（2）会议纪要主体。会议纪要主体由标题和正文组成。标题由会议名称、纪要或会议事由、会议纪要构成。例行的办公会，由于涉及的事项较多而琐碎，加之使用专门设计的版头，这已经能够说明会议性质，可省略标题。会议纪要的正文一般包括会议概况和主要精神两部分。会议概况，用来反映会议的组织情况。会议概况即会议纪要的开头部分，可以采用概述式和分项式两种形式。概述式会议概况将会议时间、地点、参加人员、列席人员、会议议程、主持人等会议要素用一段文字概括叙述，使人们对会议情况有所了解。分项式会议概况则将会议时间、会议地点、出席人员、主持人等会议要素分条列项进行概述。

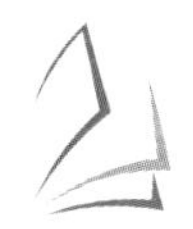

（3）会议纪要版记。会议纪要版记主要由发送范围、印制单位、印发、日期等部分构成。

2. 会议纪要主体内容的表述方式

（1）条款式。将会议决定事项以条款方式进行说明，一条对应一个事项。这样的表达方式简明扼要。

（2）概述式。一些会议研究的问题比较单一，可把讨论的意见概括成几个方面或几层意思，依次阐述。

（3）归纳分类式。一些会议涉及的内容较广，讨论的问题较多，需要将讨论的问题、议定事项分别列出标题，归纳整理。

（4）发言记录式。一些日常例会研讨和决定的问题比较简单，可将与会人员的发言摘要整理成会议纪要。

（三）会议纪要的写作要求

1. 做好准备工作

开始编写前，编写者要尽可能地了解会议的宗旨和指导思想，掌握会议议程；要充分估计会议可能出现的情况，以便较好地把握会议精神和主要内容；要留心做好会议记录，为编写会议纪要奠定基础。

2. 忠实反映会议内容

编写会议纪要的目的是准确、真实地反映会议的精神实质。因此，要抓住与会者达成的共识和议定事项，围绕会议宗旨和讨论情况进行整理概括，不要把个别人的意见当作共识来反映。在研讨性会议纪要中，既要写清一致意见，又要写清重要的不同意见。这是忠实于会议内容的表现。

3. 善于提炼会议结论

概括会议主要精神或结论性意见的注意事项如下。

（1）抓住主要领导人或某些权威人士的发言内容，领会其精神实质。

（2）抓住主持人发表的意见，特别是他的总结性发言内容。

（3）区分讨论过程中的意见和表态性的结论性意见。

（4）把握多数人的意见。

4. 注意表达的条理性

可以用第三人称的方法，例如，用“会议认为”“会议决定”等区分纪要的不同层次；也可以用列小标题的方法来区分不同的问题，以增强其条理性。

例文 2－39

新增基础医学本科专业培养计划研讨审定会议纪要

××××年×月×日至×日，副院长张××主持基础医学专业本科培养计划研讨审定会。院党委书记刘××、院长韩××出席会议并与大家共同研讨。会议期间，省教育

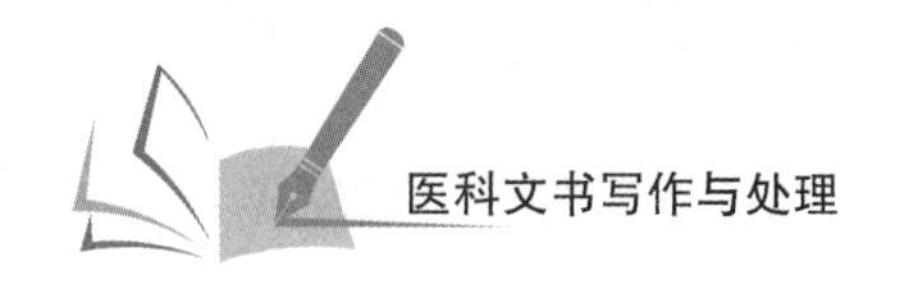

厅副厅长范××应邀到会以介绍全省高校本科专业布点情况。教务处、人事处及相关系部领导参加会议。

一、确定的事项

会议经过深入研讨，确定如下事项。

（1）确定基础医学的发展方向、人才培养目标、专业特色及培养计划。该专业要以信息基础医学为基础；以现代基础医学为专业特色；侧重培养基础医学科研型专门人才。根据专业建设规划，结合学院办学定位和信息资源管理专业培养目标，对该专业人才培养计划做了较大幅度的调整，并确定课程体系、课程设置、运行计划。

（2）确定基础医学专业实践教学环节的内容、形式、课时、总体规划及其运行安排的基本内容等。（略。）

二、会议上与会人员讨论了与新办本科专业密切相关的师资队伍建设、教学保障条件及教学科研等问题。

研讨过程中，与会者积极发言，针对学院教学工作提出不少积极的建设性意见，对学院的建设与发展表示支持。大家一致认为，改革是学院建设与发展的必经之路。建设一支业务精良、作风过硬的教师队伍，是学院发展的关键。要积极探索试行一些改革措施，以确保落实教学工作的中心地位。学院党委书记张××和院长郭××先后讲话，并与大家一起广泛深入研讨。院领导指出，要加大吸引人才力度，但招纳人才时要严格把关；教学部门要以教学为主，兼顾科研，加快教学改革步伐。最后，副院长邓××强调，在学校及学院的领导下，各教学部门及其他单位领导要带头认真开展工作，勇于开拓创新，以充分的准备、积极有效的工作，迎接××××年新增本科专业的新生。

特邀院外专家发言。（略。）

出席人员发言。（略。）

列席人员发言。（略。）

例文2－40

××省高水平医院建设项目等有关方案征求意见研讨会会议纪要

××××年1月12日上午，××省高水平医院建设项目等有关方案修改意见研讨会在综合办事大厅会议室召开。会议由×××副处长主持，××处长、××院长助理等各附属医院医务部门负责人参加会议。会议就××省卫计委《××省高水平医院建设项目实施方案（征求意见稿）》和《××省高水平临床重点专科建设实施方案（征求意见稿）》等的修改意见展开讨论，会议纪要如下。

一、对高水平医院建设项目实施方案的意见

（一）关于实施方案

（1）指出建设原则中的分类择优原则内容不全，建议按照建设目标补充完善。

（2）指出综合医院的建设名额相对偏少，建议高水平医院建设单位的数量建议总数

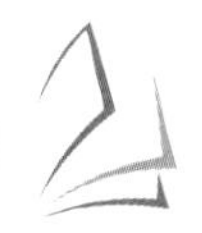

和综合医院分别增加5～10个名额。

（二）关于申报指南

（1）与会人员认为申报机构要求与高水平医院建设目标不一致，建议对照目标增加科研、人才等方面的指标：①科研方面，有省级以上重点实验室，主持国家级科研项目，获省部级三等奖以上科研成果。②人才方面，有医学领军人才（领军人才包括×××等，具体范围由××处进一步根据相关文件补充），有住院医师规范化培训基地。③临床方面，有省级以上临床重点专科建设项目。（略。）建议以上述6项作为定性指标，达到其中4项方可申报。

（2）原申报机构要求将关于医疗服务和医疗质量的相关指标设为定量指标。（略。）

（3）关于定量指标，建议医政处与政务服务中心沟通，进一步商定指标及标准。建议由政务服务中心提供数据，数据要求统一口径和标准、公平客观，能真实反映医院实际情况，并将结果核查公示。副处长×××提醒与会人员提出由政务服务中心统一提供数据的建议后，各医院要考虑各项指标是否能达标。××、××提出可建议采用DRGs的CMI值等相关数据作为评价指标。

（4）会议还讨论了是否建议增加相关行业排名和社会任职的条件。大家认为目前社会团体的排名普遍不够科学，相对公信力较高的××大学排行榜上省属市属医院比较少。（略。）

二、对高水平临床重点专科建设实施方案的意见

（1）建议省卫计委直接认定国家临床重点专科（培育项目和政策特定项目除外）为省高水平临床重点专科。

（2）对于实施方案里的建设目录，建议进一步调整和完善。例如，建议将超声科纳入目录；器官移植相对分科过细，而口腔科、骨科等分科不全等；肿瘤和眼科不宜再细分目录。

（3）关于专家委员会的组成，省卫计委委托第三方评审，××省医学会成员中已有各方代表。（略。）

三、对精准医学创新平台建设项目实施方案的意见

副处长×××介绍了学校科研院的有关修改建议，建议与会人员督促各附属医院有关部门重视该项工作，请各医院结合各自优势考虑如何争取相关精准医学创新平台。

四、对各附属医院发挥重点专科的优势，支持××强基工作的要求

副处长×××提请与会人员重视发挥各医院国家临床重点专科的示范、辐射和引领作用，围绕××省强基目标，积极争做牵头单位，通过传帮带，促进××全省县医院相关临床专科提升服务水平和能力建设。

会议建议医院管理处根据讨论意见和建议尽快完善回复修改意见函，呈相关领导审阅后提交省卫计委医政处。各附属医院反馈本院意见提交省卫计委医政处，同时抄送××××处。

出席：（略）。

请假：（略）。

第九节　简报、调查报告

一、简报

（一）关于简报

1. 简报的特点

简报是指各单位简要报道工作情况、交流重要信息的常用事务文书。“简”是指其内容简要，篇幅简短，言简意赅，读者可以花少量时间获得大量信息；“报”除了说明其具有报告、报道、通报等性能外，还说明其很像一种内部报刊：有固定刊名（如“××大学××医学院教学简报”等），有出刊期号（如“第8期”），有编辑部门（如“××大学医学部办公室”等），有稳定的发送对象（相应的上级、下级和平级单位），有编印日期和印制份数等。简报只在单位内部和单位之间发送运转。

（1）简明。一目了然是简报的主要风格。简明性在各方面的具体体现：在内容方面，主旨集中，重点突出，遵循一文一事原则；在形式方面，篇幅简短；在结构方面，布局严谨，条理清晰；在表达上体现凝练与平直的风格，表达直截了当。

（2）及时。体现在“快”字上面。反映情况要快，凡是有新经验、新动态、新情况，都要在最短的时间内反映，简报内容是最新信息。编制与传递及时，如突发事件、重要会议、重大决策等，都在很短时间内编写简报并上报。这就要求编写者具有敏锐的洞察力。

（3）典型。纳入简报的事项都是现实工作中具有典型意义的事件、新生事物或对全局工作有较大影响的问题，对领导机关制定决策、推动工作具有重要意义。因此，简报选材要典型，具有以点带面的功能。

（4）灵活。行文方式灵活多样，富于变化。向上级反映情况，可以按照报告方式撰写；向外报道重要消息，可以按照新闻方式撰写；需要告知某些情况，可以按照通报方式撰写。反映情况广泛而灵活，没有具体限定。对于简报的外观形式国家没有规定，可自行根据实际情况确定，达到严肃庄重的基本要求即可。

简报具有多重性能，内容包罗万象，编印形式与制作过程非常灵活，因而其一直没有被列入国家法定的公文体系之中。但是，在实际工作中简报被广泛使用。

2. 简报的种类

简报的称谓很多。在使用当中，各单位根据其功能、使用领域等不同情况，赋予简报许多名称，如工作简报、教学简报、情况反映、会议快报和学术动态等。

（1）工作简报。工作简报是指为了迅速反映中心工作或某项重要工作进展情况、措施方法及其取得的收效而编发的简报。既可以在某项工作展开时，立即编写简报，反映工作开展情况；又可以在工作告一段落时，编发简报，总结阶段性成果。这种简报时效性很强。

（2）情况简报。情况简报是指为了及时反映一个地区或一个单位执行有关的方针政

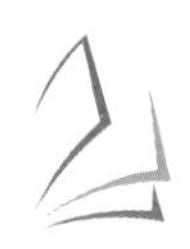

策、组织某项活动、发生重大问题或事故的有关状况，以及干部职工中的各种动态而编写的简报，以便上级有效地指导下级工作，或及时掌握有关情况，采取得力措施，妥善处理问题。情况简报也可以是某个单位在一个时间段工作、学习和社会活动的情况汇编。

（3）业务简报。业务简报反映各单位业务部门的日常工作动态及值得注意的苗头和倾向，一般需要连续或定期编写。

（4）会议简报。这是简报中数量较多的一种。重要的连续性会议，多是一日一报或半日一报，以利于领导部门掌握会议进程。有若干代表团参加的大型会议，经常分别编写简报，反映会议情况，以便相互沟通情况、交流信息。时间较短的重要会议，也要编写简报。有的会议简报从某个侧面反映会议的片段情况，有的则反映会议的整体情况。无论哪一种会议简报，都要反映会议概况、会议主要精神以及会议决议等。

（5）典型经验简报。典型经验简报是为了推广典型经验、达到以点带面的目的而编写，有很强的针对性。

3．简报的常规格式

简报主要有报头、报核、报尾三部分，有的简报还有目录。

（1）报头部分。报头部分相当于公文眉首部分，主要用来标明简报的名称、期号、编制单位和编制日期。如果内容涉及不宜公开的事项，应在报头左上方标明“内部参考注意保存”字样。

（2）报核部分。报核部分是简报的核心，包括标题和正文两个部分。报核的形式基本是一题一文的组合，还可将围绕同一主题的几篇简短材料（仍应一题一文）刊登在一篇简报中。

（3）报尾部分。报尾部分相当于公文的版记部分，在末页最下方的横线下标明发送范围、印制部门及印发份数等，以备查考。

（二）拟写简报

1．拟写简报标题的方法

简报的标题灵活多样，归纳起来，以下几种形式可供借鉴和参考。

（1）揭示主题的标题。

（2）概括内容的标题。

（3）形象式标题。

（4）对仗式标题。

（5）正副式标题。

2．拟写简报正文的方法

（1）导语。可以采用新闻导语法，直接切入简报主题或交代事件要素；也可以采用公文导语法，交代行文根据与目的，以便引起读者关注。不管怎样开头，都要注意内容概括，语言简短，凸显中心内容。

（2）主体。由于简报内容不同，主体写法各具特色。总括而言，要以事实说话，精选新鲜典型、有指导作用和启发意义的材料，注意提炼观点，做到观点和材料相统一。

要注意重点突出，有详有略。还须注意结构合理、脉络清晰。

活动简报的主体一般采用新闻报道的方法，即在导语之后按时间顺序或事件过程组织材料编写。这样的写法时间线索清楚，便于反映事件的来龙去脉，但不要写成流水账。

典型经验简报的主体可以采用并列形式，可将简报内容分成几个方面，每个方面归纳出一个小标题。此种写法适合内容较为复杂的简报，便于读者掌握简报的重心与要点。

会议简报的主体更是灵活多样，可以用报道法、归纳法、排比法、摘录法等来反映会议情况或会议主要信息。

工作简报的主体可以按事情的因果关系组织材料。这种结构形式便于反映工作开展的特点。

（3）结尾。有的简报用结尾深化主题；有的简报用结尾归纳全文；有的简报是主体部分已经说清楚，就不再刻意安排结尾。简报短小精悍的特点也应体现在结尾的干脆利落上。

（三）简报的写作要求

1. 选材要严格

要选择与当前中心工作密切相关的有新意、有特色和有代表性的典型材料。

2. 内容要真实

必须尊重客观事实，不夸大，不隐瞒，不粉饰。

3. 表达要简明

简报要删繁就简，突出重点，简洁明快，直截了当，简要地报道一件事情。

4. 行文要快捷

“快”既是简报的特色，也是简报的优势，更是编写简报的要求。只要有值得报道的事情，就要快编、快印、快发，力争在最短时间内将信息传播出去。“快”的同时要求“新”，此为简报的价值所在。

例文 2－41

学 工 简 报

第21期（总第186期）

××××大学××医学院学工办（发布简报的单位名称）　　××××年3月1日

××月××日晚，我校××医学院学生艺术团在音乐厅为与会代表奉献了一场精心准备的音乐会。本场音乐会分别由民乐团和本市交响乐团演出。校长××及医学院师生员工出席了元旦专场音乐会。

音乐会分别选取《梁祝》《二泉映月》《彩云追月》等作品。其中民乐团和交响乐团与著名青年小提琴演奏家×××合作演奏的《梁祝》将我校医学院学生艺术团的水平发挥到较高水平。

例文2-42

工 作 简 报

××大学附属××医院××工作简报

（××××年第××期）

×××××（发布简报的单位名称）　　　　　　　　××××年××月××日

××

主题词：××××××××××

报送：××××××××××××××××

抄送：×××××××××××××××××××××××

撰稿：×××

审核：×××

二、调查报告

（一）关于调查报告

1. 调查报告的涵义

调查报告是针对现实中出现的较重大的问题，为了解情况、澄清事实、制定解决问题的政策措施、总结典型经验，指定专人或派出调查组，深入实际调研后写成的书面报告。

调查研究是解决问题的重要方法。调查报告则是报告调研结果的文章。

2. 调查报告的特点

（1）针对性。调查报告从实际出发。

（2）客观性。调查报告完全是调查研究结果的反映，其结论以系统的客观事实为依据，注重用事实说话。客观事实是调查报告的基础。

（3）规律性。调查报告要反映事实与结果，要注意揭示事实与结果之间的内在规律。通过深入分析问题发生的原因与结果的关系，提出解决问题的积极建议和有效方法。

（4）严密性。调查报告要显示被调查事物的完整情况，包括时间，地点，人物，事件的起因、经过、结果，周围环境状况，调查典型的发展趋势等。

（5）时效性。调查报告针对现实需要而写，是为了及时回答并解决现实问题。因此，参与调查研究的人员要有紧迫感和效率意识，调查工作要迅速，撰写报告要及时，避免耽误解决问题的最佳时机。

3. 调查报告的功能

（1）调查报告为领导的正确决策提供可靠依据。调查报告能通过调查研究获取大量第一手材料，并能经过分析比较之后为领导机关制定正确决策、检验决策效果提供可靠的依据。

（2）调查报告是领导者实施领导的重要工具。领导者可以依据典型经验调查报告表扬先进，推广经验。

4. 调查报告的种类

根据性质和内容的区别，调查报告可以分成以下几类。

（1）新生事物的调查报告。其重在反映新人、新事、新风尚、新发明、新创造、新生事物，揭示其特点和规律，阐明其意义，以点带面，指导工作，如《××大学关于研究协助法医本科毕业生就业工作的调查报告》。

（2）典型经验的调查报告。通过发掘各行各业的先进典型，把有代表性和普遍意义的做法、体会、经验总结提炼出来，揭示其成长规律和发展趋势，引导大家学习先进典型，如《关于我校××医学院积极引进国内一流科技人才方式的调查报告》。

（3）揭露问题的调查报告。通过对具体事件以及丑恶现象的调查，澄清事实，明辨是非，得出结论，引起社会舆论和有关部门的警觉和注意，达到惩戒当事者、教育多数人的目的，为领导机关解决具体问题提供参考依据，如《关于近年××市一些医疗纠纷问题的调查报告》。

（4）反映社会基本情况的调查报告。该报告包括科教卫生等各领域都可以作为调查对象，通过深入调查分析，反映某方面问题的基本情况。这对党和国家加强宏观管理、制定正确的方针政策和做出科学决策，都具有重大意义，如《关于医学院校大学生思想品德状况的调查报告》。

（二）调查报告写作的前提是调查研究

调查报告是在调查研究的基础上完成，没有调查就不能产生调查报告。

1. 调查之前的主要准备工作

（1）做好思想准备，明确调研目的，领会领导意图。

（2）确定调查题目，选择对决策有参考价值的问题作为调查题目。

（3）拟定调查提纲，对调查对象、内容、形式、项目、要求、方法、时间、分工等事先做好安排，制定调查方案。

2. 运用科学的调查方法，充分掌握材料

了解情况，占有材料，是调查报告写作的基础。要获得真正有价值的材料，可以采用典型调查、重点调查、抽样调查、追踪调查等方式，运用问卷、访谈、座谈等多种方法，多层次、多侧面、多渠道地收集材料。具体方法如下。

（1）要深入实际。

（2）要留心观察。

（3）要正确运用科学的调查方法。

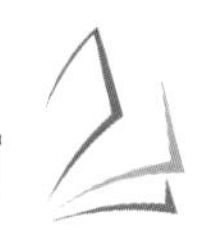

3. 认真分析研究

调查阶段获得的材料多种多样，必须进行一番去粗取精、去伪存真的处理，才能形成对调查研究对象的较深刻的认识和正确的观点。

（三）拟写调查报告

调查报告一般由标题、正文、落款、成文日期四个部分组成。

1. 标题

调查报告标题的写法较为灵活，可使用如下方式。

（1）公文式标题。公文式标题多数由“事由 + 文种”的形式组成，如《关于我校医学院人文教育现状的调查报告》；也可以由“调查机关 + 事由 + 文种”的形式构成，如《××大学关于护理学院医学伦理教育现状的调查报告》。

（2）揭示主题式标题。用短语直接揭示调查报告的主题，给人的印象鲜明而强烈。

（3）设问式标题。设问式标题即用提问的方式写标题，起到启发人和吸引人阅读的作用。

（4）正副式标题。正副式标题即用正题揭示报告的主题，副题为补充说明，给人的印象清新活泼。

2. 正文

正文一般包括前言、主体和结尾三部分。

（1）前言部分。以简要文字交代调研的目的、时间、地点，调查对象或范围，调查方式，取得的结果及该文涉及的主题。前言的写法有多种形式，如概述式、结论式、设问式等，写法各异，效果不同。

A. 概述式前言。用概述方法，对调研目的、时间、地点、对象、方式等基本情况给予概括回顾，为概述式前言。

这种前言，强调调查主体开展调研的情况，进入主题朴实自然，拉近了与读者的距离。当然，也可以从概述调查客体即调查对象的基本情况开头，使人们认识调查对象的概貌，给读者以更加客观的感受。

B. 结论式前言。打破常规，先交代结论性意见，为结论式前言。

C. 设问式前言。将调查报告的重点内容用设问方式放在前言部分，以引起读者注意。这种前言会产生一种吸引力，提醒阅文者带着问题阅读调查报告。

（2）主体部分。主体部分由调查情况和研究结果两部分组成。调查情况是为了详细具体地叙述调查对象的基本状况；研究结果则重点反映对调查对象基本情况的分析，找出规律性认识，提出解决问题的对策、方法、措施等。应当说，调查情况是形成研究结果的基础和前提条件；研究结果则是对调查情况的理性分析、深化认识和思想提升，是调查报告的主要价值之所在。调查情况的表述必须客观如实，而研究结果的表达必须有思考、有主见，应当在对调查对象有了全面细致的了解和透彻分析的基础上，进行合乎事实逻辑的概括。主体部分的写法必须注重逻辑性，注意内容结构的合理有序安排和材料与观点的有机结合。

主体部分可以采用横向式结构、纵向式结构、纵横结合式结构。

A. 横向式结构：将主体部分概括成几个并列的问题分别阐述。这样的写法容易做到条理清楚、观点明确、重点突出，比较适合典型经验调查或社会基本情况调查。

B. 纵向式结构：按照事物发生发展过程或调查顺序展开议论和叙述。这样便于阅文者了解事实的来龙去脉和前因后果，比较适合事故或案件的调查报告和内容较为简单的调查报告。

C. 纵横结合式结构：在一篇调查报告中采取纵中有横、横中有纵、纵横结合的结构形式。基本做法是：在横向为主结构的基础上，某些部分须按照事物的由来和发展过程加以交代；在纵向为主结构的基础上，可在某个部分插进横向展开的叙述和说明。这样就使整篇调查报告形成严密而富有变化的网状交叉结构。这是内容比较复杂的调查报告经常采用的结构形式。

（3）结尾部分。结尾部分可以根据全文，归纳出结论，可以由点到面，也可以对报告内容或主旨的概括与提炼，亦可以强调调查事项的重要意义或推广价值等。

3. 落款

署调查单位名称、调查小组名称或执笔人姓名均可。

4. 成文日期

标明调查报告定稿日期。

（四）调查报告的写作要求

要遵循调查报告的写作要求，进行深入、全面、系统的调查工作，争取充分占有材料；必须认真分析核实材料，确保材料的客观真实。要处理好材料与观点的关系。调查报告重在用事实说话，但不是靠随意堆砌的事实材料说话，而是运用事实和观点相统一所产生的结果来说话，因而观点必须从事实材料中得来，材料又必须能够说明和支持观点。调查报告要处理好叙述与议论的关系。讲清事物发生发展过程，主要靠叙述完成，但是要透过事实阐明道理、揭示事物发展规律。叙述是议论的基础，议论是叙述的提升，叙议结合、夹叙夹议是调查报告表达方式上的一个重要特征。调查报告必须注意叙述简明扼要，条理清晰，层次分明。

例文 2－43

关于进一步深化公立医院改革的调研报告

一、如何建立我国特色现代医疗体系

为了实现我国××××年人人享有基本医疗保健的目标，构建符合我国国民经济和社会发展水平与居民健康需求相匹配的医疗服务体系和医疗保障体系，既是一项涉及面广、难度大的政府系统工程，又是一项伟大而艰巨的任务。经过长期发展，已经基本建立由医院、基层医疗卫生服务机构、专业公共卫生机构等组成的覆盖全国城乡的医疗卫生服务体系和由城镇职工基本医疗保险、城镇居民基本医疗保险、新型农村合作医疗和城乡医疗救助等共同组成、覆盖城乡居民的基本医疗保障体系，取得一系

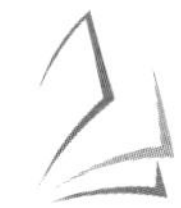

列的成效。

总体而言，我国的医疗卫生服务体系存在以下特点（略）。

中国特色的现代医疗体系必须符合我国国民经济和社会发展水平，不仅要提供全民基本医疗保健服务，还要满足广大人民群众多层次的医疗卫生服务需求（包括高端医疗服务），创新医疗技术、提升医疗服务，促进医学发展与进步。建立中国特色的现代医疗体系需要政府科学、合理的顶层设计，应进一步明确界定“基本医疗”的服务范畴和“基本医疗保险”的保障水平；明确医疗机构功能定位，建立并完善分级诊疗模式，逐步实现基层首诊、双向转诊、上下联动、急慢分治的诊疗秩序；同时，还要加大力度解决好以患者为中心、医疗服务价格和政府可持续财政投入等问题。

（一）解决好以患者为中心的问题

1. 现状

（略。）

2. 建议

一是要做好顶层设计：医改是政府主导的一个庞大的系统工程，需要国家做好顶层设计，合理配置资源，推进分级诊疗体系建设，逐步形成基层首诊、双向转诊、分级诊疗的就医秩序，引导各级医疗机构协调发挥作用；同时，全面、正确引导群众理性就医以合理分流患者，缓解大医院人满为患，特别是普通门诊量过大的现状。

二是公立医院要加强内涵建设，全面倡导“以患者为中心”的医院文化建设，一方面坚持注重医疗质量、医疗安全；另一方面进一步强化医务人员的服务意识，注重医生的职业道德建设，持之以恒落实行风建设，规范医务人员行为，改善服务态度；同时，简化服务流程，建立科学、规范的服务制度、服务流程，切实解决患者在就诊过程中遇到的实际困难，方便患者就医；还应加强设施建设，改善就医环境，体现医院“以患者为中心、处处为患者着想”的服务宗旨。

（二）解决好医疗服务价格问题

1. 现状

（略。）

2. 建议

一是政府应合理定价。合理定价应考虑公立医院的属性，充分结合社会经济水平、政府财政补偿、医保支付水平以及人民群众的支付水平的实际情况，以安全成本核算为前提。一方面应减少流通环节、减免关税等，解决药品、高质耗材等价格虚高的现象。另一方面应合理调整和制定诊疗服务价格，结合医院分级、医师分级和手术分级进行合理定价，使医疗服务价格真正反映医务人员的劳动成本和技术价值。此外，还应考虑根据国家医保和公医改革政策，调整医保和公医基础额度，优化医保制度设计，提高社会资源利用率。

二是规范诊疗行为。公立医院应加强内部管理，落实推进国家卫生计生委临床路径管理工作，严格规范诊疗行为，为患者制订科学、合适的诊疗方案，避免多余、重复的检查，规范、合理用药。同时，也要着力开展医院医疗服务和价格评价工作，通过引入

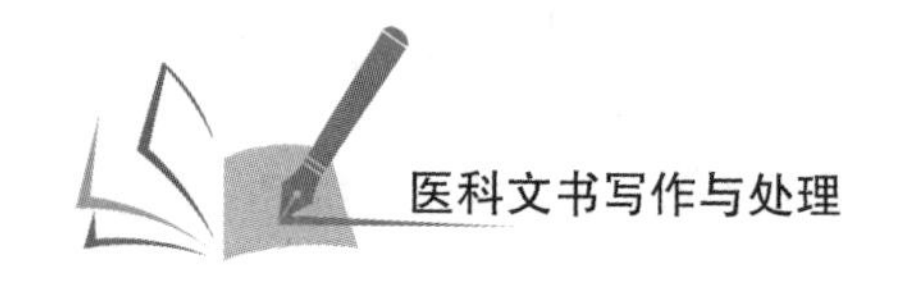

第三方评价机构对医院医疗服务和价格进行评分，提升医院医疗服务水平和经济效益水平。

（三）解决好财政投入可持续问题

1. 现状

（略。）

2. 建议

一是确定合理的财政补偿标准。

（略。）

二是建立完善持续的财政补偿机制。

（略。）

二、如何建立现代医院管理制度

（略。）

建立现代医院管理制度，是落实公立医院独立法人主体地位和自主经营管理权的重要举措，是激发医院内生动力的必然要求。通过合理界定政府和公立医院在资产、人事、财务等方面的责权关系，建立决策、执行、监督权相互分工、相互制衡的机制，理顺政府对公立医院的管理体制，健全医院运行机制，既有利于调动医院自主管理的积极性和能动性，又有利于提高医院决策的科学性，也有利于加强政府对医疗行为的监管。建立符合中国国情的现代医院管理制度，包括宏观层面的政府治理制度、微观层面的医院内部管理制度。现代医院管理制度强调产权清晰、权责明确、政事分开、管理科学。目前，建立现代医院管理制度仍在广泛探索阶段。

1. 明确政府的权责，健全管理体制、补偿机制和监管机制

应建立健全政府对公立医院的管理体制、财政补偿机制和监管机制，制定相应的法律法规和制度进行规范，如医院的所有权制度、出资人的筹资补偿机制、政府与社会监管制度等，以及根据实际情况及时调整制定配套的医疗服务价格制度、医保制度等。

2. 探索医院法人治理机制

（略。）

3. 建立现代的医院内部管理制度

现代医院管理以精细化管理为核心，建立和完善以信息化为基础的医院内部相关制度：绩效考核与薪酬分配制度、岗位聘用与人才考评制度、现代财务管理制度及医院内部质量管理与控制体系等。

三、高校附属医院如何在公立医院改革中发挥示范带动作用

（略。）

国务院在《全国医疗卫生服务体系规划纲要》（××××—××××年）中根据分级分类管理的原则，进一步明确公立医院的功能定位。部门办医院（高校附属医院）主要向跨省份区域提供疑难重症诊疗和专科医疗服务，接受下级医院转诊，并承担人才培养、医学科研及相应公共卫生和突发事件紧急医疗救援等任务和技术支撑，带动医疗服务的区域发展和整体水平提升；是医学人才培养和疑难重症研究的前沿阵地；是承担疑难危重病症诊治、医学科研和教学综合功能的国家级或省级医学中心。

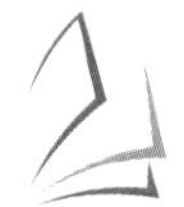

高校附属医院（特别是部门办医院）应积极配合国家开展公立医院改革，探索建立法人治理结构，改革高校附属医院运行管理机制；改革医院内部管理机制，培养职业化管理人才，加强医院的信息化建设工作，利用现代医院信息技术，通过精细化管理提升服务水平，促进管理出效益；健全聘用制度和岗位管理制度等用人机制，探索建立科学的医院绩效考核体系和合理的薪酬分配制度，提高医务人员的积极性；进一步强化服务理念，优化服务流程，切实改善人民群众看病就医感受。

随着分级诊疗的推行，将逐步实现基层首诊，分级诊疗，上下联动和急慢分治，高校附属医院（特别是部门办医院等）的门诊量及其他基本医疗服务量将逐步下降，医院的生产力（优质人力资源）将得到解放。因此，医院应结合医院功能定位，整合和调整优质资源，注重协调好医疗、教学、科研平衡发展，充分利用自身的学科优势、人才队伍和技术品牌优势，在医疗服务、人才培养、科技创新等方面发挥示范和引领作用，应扎实推进下列各项工作。

(1) 发挥区域医疗中心的示范和引领作用。高校附属医院（特别是部门办医院）拥有我国最优秀的医疗人才队伍，在基本医疗方面要发挥示范作用，如制定并推广应用诊疗规范、行业技术标准等；作为疑难重症诊治中心，要发挥医疗新技术制高点的作用；作为区域医疗中心，要通过科技创新和技术推广，带动医疗服务的区域发展和整体水平提升。探索高端医疗服务模式，开拓高端医疗服务市场，满足人民群众日益增长的多层次的医疗服务需求。

(2) 加强学科建设，促进医学进步与发展。高校附属医院（特别是部门办医院）应充分利用高校多学科的优势，构建有利于各研究方向相互交叉、融合的高水平创新平台，面向学术前沿、面向国家和区域经济社会发展，大力开展科学研究。注重基础研究与临床研究结合，促进成果转化，促进医学进步与发展。设立相关临床研究机构，建立多学科协作研究团队和工作机制，对各种影响人民健康的重大慢性病进行全国性的大样本研究，建立模型，进行卫生经济分析等，促进重大疾病的有效防控。

(3) 凝练人才培养理念，丰富人才培养内涵，探索创新人才培养机制，加强对医学生的人文素质培养，提高人才培养质量。借鉴国际先进经验，结合我国国情，高校附属医院（特别是部门办医院）探索适合具有中国特色的标准化、规范化的临床医学人才培养体系，使院校教育、毕业后教育和继续教育进行有机衔接；指导区域内医疗机构开展医师规范化培训，促进临床医师培训同质化。探索和开展专科医师培训工作，促进临床专科医师队伍的建设和规范。

××××××××

××××年××月××日

第十节　计划、总结

一、计划

（一）关于计划

1．计划的涵义

计划是对未来一段时间的工作或即将开展的某项活动所做的预想性部署或安排，并以书面形式表达出来，对日常工作具有重要指导作用。计划是实施主体在一定时期的发展目标，是实现科学管理的必然要求。有了明确的指导思想、目标和要求，就可以制订严谨、务实、可行的计划，并认真按照计划行事。在医科文书写作中，与计划性质相同、名目却不同的文种很多，如“规划”“纲要”“方案”“要点”“安排”等，这些都是计划的别称。其中，使用“计划”“规划”“纲要”“方案”等名称较多。

2．计划的特点

（1）预见性。计划是面向将来所制订的要达到的目标、工作步骤和实施要求，是一种设想性部署和安排。因而，制订计划的人员必须对各种可能出现的情况，做出准确分析和合理预见。

（2）现实性。医科文书类计划的目标必须立足本行业、本单位的实际情况，具有现实性。

（3）可行性。一份计划必须有可行措施和办法。计划要下达落实。计划中所包括的各项措施、办法和要求必须具体可行，这是实现计划目标的根本保障。

（4）约束性。计划一经批准，即成为指导工作的依据，相关单位必须遵照执行。

3．计划的种类

（1）按照内容分，有学习计划、工作计划、教学计划等。

（2）按照性质分，有综合性计划、专题性计划等。

（3）按照范围分，有国家计划、地区计划、单位计划、部门计划等。

（4）按照时间分，有远景规划，有年度、季度、月份计划等。

（二）拟写计划

文章式计划一般由标题、正文、落款等部分组成。其中，落款亦可采用题注的形式表示，即在标题之下加括号注明制发机关和成文日期。

1．标题

一般由机关名称、适用时间、事由、文种四个部分组成，亦可省略机关名称，如《“十三五”国家食品安全规划》等。计划的时间针对性明显，标题部分必须包含时间要素。如果计划尚处于草创或修改阶段，则可在标题结尾处或标题之下用括号注明“征求意见稿”“讨论稿”“草案”等。

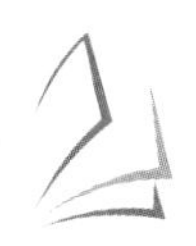

2. 正文

一般划分为前言、主体和结尾三个部分。

（1）前言。前言是计划的总纲部分，主要交代计划制订的背景、目的、依据、现状、总目标及实施此项计划对今后的重大影响等。前言要简明扼要、精练概括。

（2）主体。主体是计划的核心内容，包括任务、措施和步骤。它们是在前言基础上的延展和具体化。

A. 任务即计划所规定的工作内容或具体指标。根据前言所确立的总目标，以及有关政策规定和上级要求，规定具体的任务，并提出具体完成的指标。任务要切实、具体、明确，切忌笼统空泛，让人无所适从。

B. 措施是指采取什么方法实现计划目标。措施是完成任务的保障。要写明有哪些有利条件，依靠什么力量，采取哪些方式方法。措施的制定应当切实可行，提出的方式方法要具体合理，对完成任务的数量、质量、进度等都要有明确的规定。完成任务所需要的人力、物力，组织、领导、保障、检查、奖惩措施等，都要安排妥当，说明清楚。

C. 步骤主要是按照时间顺序，规定先做什么、后做什么、分几步做、何时完成等。通常要把任务分为几个阶段，要明确每项工作由谁主管、什么部门负责、哪些单位配合等，以便按步骤逐项实施。步骤和时间安排必须非常明确，以便检查落实或根据需要及时调整，确保如期完成任务。

计划的这三大要素通常采用分条列项方式展开说明。步骤的表述方法较为灵活。其既可以单独列项说明，亦可在讲到任务时说明。

（3）结尾。结尾通常说明计划的执行要求，如检查落实的办法、注意事项等，也可以展望美好前景，激励人们努力实现计划规定的目标和任务。结尾要注意针对性，即必须依据计划内容提出执行要求。

3. 落款

标明制订计划的单位名称和具体时间。有的计划采用题注方式，在标题之下的括号内注明。有了题注部分，就可以省略落款部分。

（三）计划正文主体的表述方式

1. 展开式计划正文主体

展开式计划正文主体即围绕主题，将计划的目标任务、措施要求、步骤安排分别展开说明，各成一个方面。这样的表述方式简洁明了，适用于内容比较单纯的专题性计划。

2. 分列式计划正文主体

分列式计划正文主体即将计划所包含的工作事项逐项开列，针对每项工作分别阐述任务、措施和步骤，相当于大计划包含小计划。这种表述方式适用于综合性计划。

3. 阶段式计划正文主体

阶段式计划正文主体即将一项工作分为几个阶段，将各阶段的任务指标及措施要求分开来写。这较适合阶段性比较明显的工作。例如，大学医学院工作是分学年和学期来组织的，每个学期的期初、期中和期末工作特点不同，因此，制订教学工作计划和学校的管理工作计划就适合采用阶段式的表述方式。又如，科研课题的研究和管理，也具有较明显的阶段性特点，按照阶段制订科研计划有利于进行科研管理。

4. 图表式计划正文主体

图表式计划正文主体即将工作任务及具体指标、完成时间、措施要求、承办单位、检查方法等内容，用图表的方式显示出来。这样的计划直观形象、简练。图表式的计划既可以单独使用，亦可以作为其他表述方式的附件来使用。

例文 2－44

国务院关于印发“十三五”卫生与健康规划的通知

国发〔2016〕77 号

各省、自治区、直辖市人民政府，国务院各部委、各直属机构：

现将《“十三五”卫生与健康规划》印发给你们，请认真贯彻执行。

国务院

2016 年 12 月 27 日

“十三五”卫生与健康规划

为推进健康中国建设，根据《中华人民共和国国民经济和社会发展第十三个五年规划纲要》和《“健康中国 2030”规划纲要》，编制本规划。

一、规划背景

（一）“十二五”时期取得的成就

“十二五”时期，深化医药卫生体制改革加快实施，卫生与健康事业获得长足发展，人民健康水平持续提高。2015 年人均预期寿命达到 76.34 岁，比 2010 年提高 1.51 岁，婴儿死亡率由 13.1‰下降到 8.1‰，5 岁以下儿童死亡率由 16.4‰下降到 10.7‰，孕产妇死亡率由 30/10 万下降到 20.1/10 万，居民主要健康指标总体上优于中高收入国家平均水平，人口年均自然增长率为 4.97‰，“十二五”卫生与健康事业有关规划确定的主要目标和任务如期完成。

医药卫生体制改革深入推进，取得重大进展和明显成效。全民医保体系加快健全，基本医保参保率保持在 95% 以上，城乡居民大病保险、重特大疾病医疗救助、疾病应急救助全面推开。公立医院改革稳步推进，县级公立医院综合改革全面实施，城市公立医院综合改革试点持续拓展深化，以省为单位实施综合医改试点取得积极进展。国家基本药物制度得到巩固完善，基层医疗卫生机构综合改革持续深化。社会办医加快发展。个人卫生支出占卫生总费用的比重由 35.29% 下降到 29.27%。

医疗卫生服务体系不断完善，服务能力大幅提升。2015 年，每千人口医疗卫生机构床位数增加到 5.11 张，执业（助理）医师数增加到 2.22 人，注册护士数增加到 2.37

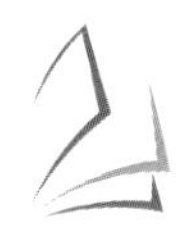

人。医疗卫生机构基础设施条件持续改善。住院医师规范化培训制度初步建立，以全科医生为重点的基层医疗卫生人才队伍建设加快推进。2015 年，每万人口全科医生数达到 1.38 人。有序推进分级诊疗制度建设，广泛开展“进一步改善医疗服务行动计划”等活动，初步建立预防化解医疗纠纷的长效机制。全面加强人口健康信息化建设。

生育政策逐步调整完善，计划生育服务管理改革统筹推进。平稳实施单独两孩政策。截至 2015 年底，近 200 万对“单独夫妇”提出再生育申请。研究启动全面两孩政策。妇幼保健和计划生育机构改革有序开展，计划生育服务管理改革扎实推进。出生人口性别比连续 7 年下降。国家免费孕前优生健康检查项目扩大到全国所有县（市、区），出生缺陷综合防治不断推进。流动人口免费计划生育服务覆盖率达到 89.2%。

基本公共卫生服务均等化水平稳步提高，重大疾病防治成效显著。基本公共卫生服务人均经费补助标准提高到 40 元，服务内容增加到 12 类 45 项。艾滋病疫情控制在低流行水平，肺结核报告发病率下降到 63.4/10 万，所有血吸虫病流行县达到传播控制标准，基本消除或控制重点地方病危害。初步建立起慢性病防治体系，严重精神障碍防治网络不断完善。爱国卫生运动深入开展。居民健康素养水平稳步提升。推广血液筛查核酸检测，血液安全水平进一步提高。联防联控工作机制不断完善，成功防范和应对人感染禽流感等突发急性传染病和公共卫生事件。卫生计生综合监督执法进一步加强。食品安全标准与监测评估工作扎实推进。

中医药服务能力不断提升，中医药事业得到较快发展。多层次、广覆盖的中医药服务网络基本建立。基层中医药服务能力明显提升，全国超过 95% 的社区卫生服务中心、90% 的乡镇卫生院、80% 的社区卫生服务站、60% 的村卫生室能够提供中医药服务。推动中医药科技进步，不断拓展中医药健康服务新业态。中医药“走出去”迈出重要步伐。

城乡居民健康差异进一步缩小，医疗卫生服务可及性、服务质量、服务效率和群众满意度显著提高，卫生与健康事业国际影响力凸显，为稳增长、促改革、调结构、惠民生做出重要贡献，为全面建成小康社会、实现人人享有基本医疗卫生服务打下了坚实的基础。

（二）“十三五”时期面临的机遇和挑战

党中央、国务院高度重视卫生与健康事业发展，提出推进健康中国建设，将卫生与健康事业发展摆在了经济社会发展全局的重要位置。人民群众对全面建成小康社会美好生活的追求激发多层次、多样化的健康需求，为健康服务业创造更为广阔的发展空间。全面依法治国深入推进，为提升卫生与健康治理体系和治理能力现代化水平提供坚实的法治保障。卫生与健康事业发展面临难得的历史机遇。

同时，卫生与健康事业发展也面临新的挑战。人口结构性问题日益突出，出生人口素质有待提高。全面两孩政策实施，老龄化进程加速，城镇化率不断提高，部分地区医疗卫生资源供需矛盾将更加突出。经济社会转型中居民生活环境与生活方式快速变化，慢性病成为主要的健康问题。重大传染病和重点寄生虫病等疾病威胁持续存在。境内外交流的日趋频繁加大传染病疫情和病媒生物输入风险。大气等环境污染和食品安全问题严重影响人民健康。经济发展进入新常态，互联网等新兴信息技术快速发展，要求卫生与健康领域加快转变发展方式，创新服务模式和管理方式。

此外，制约卫生与健康事业改革发展的内部结构性问题依然存在。一是资源总量不足、布局结构不合理尚未得到根本改变，优质医疗资源尤其缺乏。二是基层服务能力仍是突出的薄弱环节，基层医务人员技术水平亟待提高，服务设施和条件需要持续改善。三是深化改革需要进一步破解深层次的体制机制矛盾。四是计划生育工作思路和方法急需转变。

二、指导思想和发展目标

（一）指导思想

（略。）

（二）发展目标

制度体系更加成熟定型。卫生计生法律制度进一步健全，治理体系和治理能力现代化水平不断提升，健康融入所有政策取得积极进展。

健康服务体系持续完善。医疗卫生服务能力大幅提升，更好满足人民群众基本医疗卫生服务需求和多样化、多层次健康需求。

疾病预防控制成效显著。预防为主，关口前移，普及健康生活方式，提升居民健康素养，有效控制健康危险因素，消除一批重大疾病。

健康服务模式实现转变。机构间的分工协作更加紧密，家庭医生签约服务制度基本全覆盖，符合国情的分级诊疗制度基本建立。

适度生育水平得到保持。全面两孩政策平稳实施，计划生育服务管理制度较为完善。

主要发展指标。（略。）

三、主要任务

（一）加强重大疾病防治

推进防治结合。建立专业公共卫生机构、综合性医院和专科医院、基层医疗卫生机构“三位一体”的重大疾病防控机制，信息共享、互联互通，推进慢性病和精神疾病防、治、管整体融合发展。落实医疗卫生机构承担公共卫生任务的补偿政策，完善政府购买公共卫生服务机制。（国家卫生计生委、财政部负责。）

实施慢性病综合防控。完善政府主导的慢性病综合防控协调机制，优化防控策略，建立以基层为重点的慢性病防控体系，加强国家综合防控示范区建设，覆盖全国15%以上的县（市、区）。加强脑卒中等慢性病的筛查和早期发现，针对高发地区重点癌种开展早诊早治工作，早诊率达到55%，提高5年生存率。全面实施35岁以上人群首诊测血压，逐步开展血压血糖升高、血脂异常、超重肥胖等慢性病高危人群的患病风险评估和干预指导，将口腔健康检查和肺功能检测纳入常规体检。高血压和糖尿病患者健康管理人数分别达到1亿人和3 500万人。健全死因监测、肿瘤登记报告和慢性病与营养监测制度。加强伤害预防和干预。（国家卫生计生委负责。）

加强重大传染病防治。加强传染病监测预警、预防控制能力建设，法定传染病报告率达到95%以上，及时做好疫情调查处置。降低全人群乙肝病毒感染率。加强艾滋病检测、干预和随访，最大限度发现感染者和病人，为所有符合条件且愿意接受治疗的感

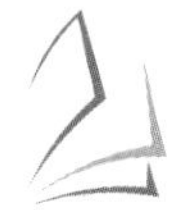

染者和病人提供抗病毒治疗，将疫情控制在低流行水平。开展肺结核综合防治服务试点，加大一般就诊者肺结核发现力度，强化重点人群主动筛查，加强耐多药肺结核筛查和监测，规范患者全程治疗管理。有效应对霍乱、流感、手足口病、麻疹等重点传染病疫情。实施以传染源控制为主的狂犬病、布病、禽流感等人畜共患病综合治理策略。消除麻风病危害。建立已控制严重传染病防控能力储备机制。（国家卫生计生委牵头，农业部等相关部门参与。）加强口岸卫生检疫能力建设，加强境外传染病监测预警和应急处置，推动口岸疑似传染病旅客接受免费传染病检测，严防外来重大传染病传入。（质检总局负责。）

强化精神疾病防治。加强严重精神障碍患者报告登记、服务管理和救治救助，在册的严重精神障碍患者管理率达到80%以上。逐步建立和完善精神障碍患者社区康复服务体系。开展焦虑、抑郁等常见精神障碍早期筛查和干预试点，抑郁症治疗率显著提高。加强心理健康服务。（国家卫生计生委牵头，公安部、民政部、中国残联等相关部门和单位参与。）

实施扩大国家免疫规划。夯实常规免疫，做好补充免疫和查漏补种，推进接种门诊规范化建设，提升预防接种管理质量。在全国范围内开展脊灰灭活疫苗替代工作，继续维持无脊灰状态。根据防病工作需要，适时调整国家免疫规划疫苗种类，逐步将安全有效、财政可负担的疫苗纳入国家免疫规划。加强疫苗可预防传染病监测。探索建立预防接种异常反应补偿保险机制。改革完善第二类疫苗集中采购机制，加强疫苗冷链管理，推进疫苗全程追溯体系建设，严禁销售非法疫苗。（国家卫生计生委牵头，财政部、食品药品监管总局、质检总局等相关部门参与。）

做好重点寄生虫病及地方病防控工作。坚持以传染源控制为主的血吸虫病综合防治策略。加强登革热、疟疾等蚊媒传染病控制，全国实现消除疟疾目标。实施棘球蚴病综合防治策略，基本控制棘球蚴病流行。持续消除碘缺乏危害，人群碘营养总体处于适宜水平。保持基本消除大骨节病、克山病和燃煤污染型氟、砷中毒危害，有效控制饮水型地方性氟、砷中毒危害和饮茶型地氟病危害。（国家卫生计生委牵头，水利部、农业部等相关部门参与。）

推进职业病防治工作。开展职业病危害普查和防控，加强尘肺病等重点职业病监测和职业健康风险评估。提高医用辐射防护监测与危害控制水平。提升医疗卫生机构职业病报告、职业健康检查和职业病诊断、鉴定、救治能力。加强职业人群健康教育，推动用人单位落实职业病防治主体责任，开展用人单位职业健康促进试点。（国家卫生计生委、安全监管总局负责。）

加强突发事件卫生应急。加强突发公共卫生事件尤其是突发急性传染病综合监测、快速检测、风险评估和及时预警能力建设，提升突发事件卫生应急监测预警水平、应对能力和指挥效力，突发公共卫生事件预警信息响应率达到95%以上。加强卫生应急队伍建设，提高各级医疗卫生机构卫生应急准备和处置能力，鼠疫、人禽流感等突发急性传染病现场规范处置率达95%以上。完善重大自然灾害医学救援、突发公共卫生事件军地联防联控机制。建立并完善国家生物安全协调机制，倡导卫生应急社会参与。（国家卫生计生委、中央军委后勤保障部卫生局负责。）

专栏1　重大疾病防治项目

慢性病综合防控：慢性病综合防控示范区，慢性病与营养监测及综合干预，癌症早诊早治，脑卒中、心血管病、慢性呼吸系统疾病筛查干预，高血压、糖尿病高危人群健康干预，重点人群口腔疾病综合干预。（国家卫生计生委负责。）

重大传染病防控：艾滋病防控，结核病防控，流感和不明原因肺炎监测，手足口病、狂犬病、布病、流行性出血热、登革热、麻风病等传染病的监测及早期干预，突发急性传染病防控。（国家卫生计生委负责。）

精神疾病防治：严重精神障碍患者管理治疗，心理健康服务，精神卫生综合管理试点。（国家卫生计生委负责。）

扩大国家免疫规划：扩大国家免疫规划，急性弛缓性麻痹病例及麻疹、乙肝等疫苗可预防重点传染病监测。（国家卫生计生委负责。）

重点寄生虫病及地方病防控：血吸虫病防控，疟疾、棘球蚴病等重点寄生虫病防治，重点地方病防控。（国家卫生计生委负责。）

职业病防治：重点职业病监测与职业健康风险评估，职业性放射性疾病监测与职业健康风险评估，医疗卫生机构医用辐射防护监测。（国家卫生计生委负责。）

基本公共卫生服务项目：居民健康档案、健康教育、预防接种、儿童健康管理、孕产妇健康管理、老年人健康管理、慢性病（高血压、2型糖尿病）患者健康管理、严重精神障碍患者管理、结核病患者健康管理，中医药健康管理、卫生计生监督协管、传染病和突发公共卫生事件报告和处理等。（国家卫生计生委、国家中医药局、财政部负责。）

（二）推动爱国卫生运动与健康促进

（略。）

（三）加强妇幼卫生保健和生育服务

保障妇幼健康。向孕产妇提供生育全过程的基本医疗保健服务，进一步提高孕产妇、新生儿危急重症救治能力，有效降低孕产妇死亡率和婴儿死亡率。加强高危孕产妇专案管理，预防艾滋病、梅毒、乙肝母婴传播，保障母婴安全。大力倡导婚检，继续实施免费孕前优生健康检查，落实出生缺陷三级预防措施，建立覆盖城乡，涵盖孕前、孕期、新生儿各阶段的出生缺陷防治服务制度，有效减少出生缺陷的发生。加大妇女常见病防治力度，妇女常见病定期筛查率达到80%以上，逐步扩大妇女“两癌”检查项目覆盖范围，提高宫颈癌和乳腺癌的早诊早治率。加强儿童疾病防治和意外伤害预防。大力推行母乳喂养，开展婴幼儿营养与喂养、生长发育及心理行为指导，扩大贫困地区儿童营养改善和新生儿疾病筛查项目覆盖范围，5岁以下儿童生长迟缓率控制在7%以下，低体重率降低到5%以下。加强计划生育技术服务，落实国家规定的免费计划生育技术服务基本项目，全面推行知情选择，普及避孕节育、优生优育和生殖健康知识，提高药具服务的可及性和便捷性，做好再生育技术服务指导，提高生殖健康水平。（国家卫生计生委、财政部负责。）

关爱青少年健康。以中小学为重点，加强学校卫生工作。开展学生健康危害因素监测与评价，加强学生近视、龋齿、肥胖等常见病防治工作。加大学校健康教育与健康促

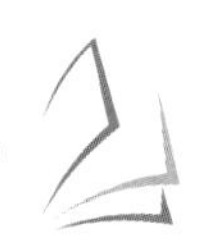

进工作力度，将健康教育纳入国民教育体系。在总结好国家试点经验的基础上，实施农村义务教育学生营养改善计划，建立学生营养与健康监测评估制度，加大对学校集体供餐的食品安全和营养质量监管、指导力度。加强学校结核病、艾滋病等传染病防治和心理健康服务。关爱青少年生殖健康，减少非意愿妊娠。加强托幼机构卫生保健工作，托幼机构卫生保健指导实现全覆盖。（国家卫生计生委、教育部、食品药品监管总局负责。）

（四）发展老年健康服务

提高老年人健康素养。开展老年常见病、慢性病的健康指导和综合干预，推广以慢病管理、中医药和老年营养运动干预为主的适宜技术，65 岁以上老年人健康管理率达到 70% 以上，有效改善老年人群营养健康状况，降低失能风险。开展长期护理保险试点，探索建立长期护理保险制度。开展老年心理健康和心理关怀服务。积极防治老年痴呆症。（国家卫生计生委、人力资源社会保障部、保监会负责。）

健全老年健康服务体系。重点发展社区健康养老服务，提高基层医疗卫生机构为居家老年人提供上门服务的能力。所有医疗机构开设为老年人提供挂号、就医等便利服务的绿色通道，加强综合性医院老年病科建设。提高基层医疗卫生机构康复、护理床位占比，鼓励其根据服务需求增设老年养护、安宁疗护病床。完善治疗—康复—长期护理服务链，发展和加强康复、老年病、长期护理、慢性病管理、安宁疗护等接续性医疗机构。（国家卫生计生委负责。）

推动医疗卫生与养老服务融合发展。统筹医疗卫生与养老服务资源，创新健康养老服务模式，建立健全医疗机构与养老机构之间的业务协作机制。鼓励二级以上综合性医院与养老机构开展对口支援、合作共建。推动二级以上综合性医院与老年护理院、康复疗养机构、养老机构内设医疗机构等之间的转诊与合作。支持养老机构按规定开办医疗机构，开展老年病、康复、护理、中医和安宁疗护等服务。推动中医药与养老结合，充分发挥中医药在养生保健和疾病康复领域优势。（国家卫生计生委、民政部牵头，国家中医药局参与。）

（五）促进贫困人口等重点人群健康

实施健康扶贫工程。保障贫困人口享有基本医疗卫生服务，努力防止因病致贫、因病返贫。对符合条件的贫困人口参加城乡居民基本医疗保险个人缴费部分按规定由财政给予补贴。新型农村合作医疗和大病保险制度对贫困人口实行政策倾斜，门诊统筹率先覆盖所有贫困地区。将贫困人口按规定纳入重特大疾病医疗救助范围。对患大病和慢性病的农村贫困人口进行分类救治。建立贫困人口健康卡。明显改善贫困地区医疗服务能力。实施军地三级医院与集中连片特困地区县和国家扶贫开发工作重点县县级医院稳定持续的一对一帮扶，深入推进二级以上医疗机构对口帮扶贫困县乡镇卫生院。积极促进远程医疗服务向贫困地区延伸。（国家卫生计生委牵头，国务院扶贫办、民政部、人力资源社会保障部、财政部、中央军委后勤保障部卫生局、保监会、国家中医药局等相关部门参与。）

维护流动人口健康。按照常住人口（或服务人口）配置资源，将流动人口纳入流入地卫生计生服务体系。全面推进流动人口基本公共卫生计生服务均等化，流动人口目标人群基本公共卫生计生服务覆盖率达到90%。完善基本医保关系转移接续办法，提高流动人口医疗保障水平。做好流动人口聚居地突发公共卫生事件应对。广泛开展流动人口健康促进行动，提高流动人口健康素养水平。深化流动人口全国“一盘棋”机制建设。关怀关爱留守人群特别是留守儿童，在40个县开展留守儿童健康教育项目，促进社会融合。（国家卫生计生委、人力资源社会保障部、民政部负责。）

确保残疾人享有健康服务。（略。）

专栏2　重点人群健康改善项目

健康老龄化：老年人健康管理，老年心理健康与心理关怀，医养结合试点示范，长期护理保险试点。（国家卫生计生委、人力资源社会保障部、民政部负责。）

健康妇幼：农村妇女“两癌”检查，计划生育技术服务基本项目和避孕药具，再生育技术服务，预防艾滋病、梅毒、乙肝母婴传播。（国家卫生计生委、财政部负责。）

出生缺陷综合防治：农村夫妇免费孕前优生健康检查、增补叶酸预防神经管缺陷、孕期唐氏综合征产前筛查和产前诊断、新生儿疾病筛查、地中海贫血防控、先天性心脏病防治。（国家卫生计生委、财政部负责。）

青少年健康：（略）。

健康扶贫：对符合条件的因病致贫人口提供医疗救助，省级巡回医疗队建设，三级医院与重点贫困县医院对口帮扶，二级以上医疗卫生机构对口帮扶贫困县卫生院。（国家卫生计生委、国务院扶贫办、民政部负责。）

流动人口健康维护：流动人口基本公共卫生计生服务均等化、流动人口健康促进行动、流动人口卫生计生动态监测。（国家卫生计生委负责。）

（六）完善计划生育政策

（略。）

（七）提升医疗服务水平

实行分级诊疗。以提高基层医疗服务能力为重点，以常见病、多发病、慢性病分级诊疗为突破口，形成科学合理的就医秩序，基本实现基层首诊、双向转诊、急慢分治、上下联动。明确各级各类医疗机构诊疗服务功能定位，控制三级医院普通门诊规模，支持和引导病人优先到基层医疗卫生机构就诊，由基层医疗卫生机构逐步承担公立医院的普通门诊、稳定期和恢复期康复以及慢性病护理等服务。鼓励二级以上医院成立全科医学科。推进全科医生（家庭医生）能力提高及电子健康档案等工作，发挥全科医生（家庭医生）的居民健康“守门人”作用，实施家庭医生签约服务制度，优先覆盖老年人、孕产妇、儿童、残疾人等人群，以及高血压、糖尿病、结核病等慢性疾病和严重精神障碍患者等。推进和规范医师多点执业。完善不同级别医疗机构的医保差异化支付和价格政策，促进各级各类医疗卫生机构分工协作机制的建立。将军队医疗机构全面纳入分级诊疗体系。（国家卫生计生委牵头，国家发展改革委、人力资源社会保障部、中央军委后勤保障部卫生局等相关部门参与。）

提高医疗质量安全水平。规范诊疗行为，全面实施临床路径，加强重大疾病规范化诊疗管理，保障医疗安全。加强药师队伍建设，实施遏制细菌耐药国家行动计划，以抗菌药物为重点推进合理用药，加强处方监管，提高临床用药的安全性、有效性。加强医

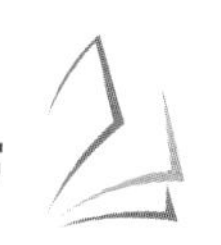

疗质量监管，健全医疗技术临床应用管理制度。逐步完善国家、省级、地市级医疗质量控制网络。建立科学的医疗绩效评价机制以及医疗质量控制动态监测和反馈机制，健全医疗安全保障体系，实现医疗质量和医疗安全水平持续提升。持续提高护理技术水平，充分发挥护理在提升医疗质量中的积极作用。加强医师执业管理，健全医师定期考核制度。完善医疗机构登记和医师注册制度，采用电子证照等信息化手段，实现医疗执业活动动态、全过程管理。建立以控制不合理费用为重点的内审制度，规范医务人员医疗卫生服务行为。（国家卫生计生委、中央军委后勤保障部卫生局负责。）

加强临床服务能力建设。加强对临床专科建设发展的规划引导和支持，提升临床专科整体服务能力与水平。加强临床重点专科建设，以发展优质医疗资源为目标，建设一批高水平临床专科，重点支持肿瘤、心脑血管、儿科、精神、感染、妇产等薄弱领域重点专科诊疗能力提升，发挥其示范、引领、带动和辐射作用，促进医疗服务体系协调发展。针对各省专科现状和发展需求加强薄弱专科能力建设，增加优质医疗资源总量，提升专科综合服务能力，降低省外就医率。加强县域内常见病、多发病相关专业，传染病、精神疾病及急诊急救、重症医学、血液透析、妇产科、儿科、中医等临床专科建设，全面提升县级公立医院综合能力，将县域内就诊率提高到90%左右，基本实现大病不出县。加强基层医疗卫生机构服务能力建设，提高常见病、多发病和慢性病的诊治、康复服务能力。进一步拓展中心乡镇卫生院的功能，提升急诊抢救、二级以下常规手术、正常分娩、高危孕产妇筛查、儿科等医疗服务能力。继续开展防盲治盲和防聋治聋工作。（国家卫生计生委、科技部负责。）

改善医疗服务。优化诊区设施布局，营造温馨就诊环境。推进预约诊疗服务，有效分流就诊患者。合理调配诊疗资源，推行日间手术，加强急诊力量，畅通急诊绿色通道。发挥信息技术优势，推行电子病历，提供诊疗信息、费用结算、信息查询等服务，完善入院、出院、转院服务流程，改善患者就医体验。全面实施优质护理服务。大力推进医疗联合体内医疗机构检查、检验结果互认和同城同级医疗机构检查、检验结果互认工作。强化患者安全管理。推进社区卫生服务提升工程和建设群众满意乡镇卫生院活动。保持打击涉医违法犯罪行为的高压态势，健全院内调解、人民调解、司法调解、医疗风险分担机制有机结合的“三调解一保险”制度体系，妥善化解医疗纠纷，构建和谐医患关系。（国家卫生计生委、公安部、保监会负责。）

完善血液供应保障机制。继续提高人口献血率，无偿献血人次数和献血量增长水平与当地医疗服务需求增长水平相适应。开展血液安全风险监测，巩固血液核酸检测全覆盖成果，健全血液质量控制和改进体系，推进临床合理用血。（国家卫生计生委负责。）

（略。）

专栏5　医疗服务改进项目

基层医疗卫生服务：电子健康档案，健康卡。（国家卫生计生委负责。）

分级诊疗：慢性病一体化诊疗服务试点，家庭医生签约服务。（国家卫生计生委负责。）

医疗服务能力：临床专科能力建设。（国家卫生计生委、财政部负责。）

医疗质量安全管理：医疗质量管理与控制体系建设，医院感染管理监测和质量持续改进，血液安全。（国家卫生计生委负责。）

（八）推动中医药传承创新发展

加强中医药传承创新。（略。）

推进中西医协调发展。健全中医药学与现代医学互为补充、惠及大众的中医药健康服务体系。加强中西医结合，促进中医药原创思维和现代快速发展的新技术、新方法有机结合，寻找防治疾病的创新路径和手段，促进中西医药协调发展。加强中西医临床协作，提高重大疑难病、急危重症临床疗效。加强高层次中西医结合人才培养，鼓励西医师全面、系统学习中医。中医类别医师可根据临床需要使用与专业相关的现代医药方法和技术，参加与自身专业相关的特殊准入医疗技术培训。支持非中医类别医师学习中医药理论知识和技能，并在临床实践中应用。实施基层中医药服务能力提升工程，提升基层西医和中医两种手段综合服务能力，力争使所有社区卫生服务机构、乡镇卫生院和70%的村卫生室具备与其功能相适应的中医药服务能力。（国家中医药局、国家卫生计生委、国家发展改革委负责。）

专栏6　中医药传承与创新项目

中医药传承与创新：全面改善中医医院基础设施条件，支持中医馆建设。提升省级中医药机构科研能力。支持中医重点学科和重点专科（专病）建设。加强中医药人才培养。开展中药资源普查。实施中医药传承工程、中医临床优势培育工程、基层中医药服务能力提升工程。（国家中医药局、国家卫生计生委、国家发展改革委、教育部负责。）

（九）强化综合监督执法与食品药品安全监管

加强监督执法体系建设。改革和完善卫生计生综合监督行政执法工作，整合卫生计生执法资源，健全完善卫生计生监督执法体系，推动执法重心下移。完善常态化监管机制，加强事中事后监管，实行“双随机”抽查机制，加强全行业监管。建立健全国家重点监督抽检网络。强化依法行政，严格行政执法，提高卫生计生行政执法能力和水平。开展重要卫生计生法律法规落实情况监督检查。健全行政执法制度，围绕社会高度关注、涉及群众切身利益的卫生计生突出问题，大力开展专项整治、重点监督检查和经常性督导检查，严厉打击违法行为。建立健全监督执法责任制和责任追究制。加强卫生计生综合监督行政执法队伍建设。强化监督执法能力建设，完善监管信息系统，推进信息披露和公开，提高监督执法效率。建立健全行业诚信体系和失信联合惩戒机制，建立医药卫生行业“黑名单”制度。（国家卫生计生委负责。）

强化食品药品安全监管。实施食品安全战略，完善食品安全法规制度。健全国家食品安全标准体系，完善标准管理制度，加快制定重金属、农药残留、兽药残留等重点食品安全标准，完成不少于300项标准的制定、修订。完善食品安全风险监测与评估工作网络，开展食品安全风险监测，推进食物消费量调查和总膳食研究，系统完成25项食品化学污染物等物质的风险评估。建立健全食品安全事故流行病学调查机制，食源性疾病监测报告网络覆盖县乡村。实施国家药品标准提高行动计划，开展仿制药质量和疗效一致性评价。健全药品医疗器械监管技术支撑体系，提高检验检测能力，提升对药品医疗器械不良反应事件的监测评价和风险预警水平。加强药物临床试验机构建设。健全严密高效、社会共治的食品药品安全治理体系。加大农村食品药品安全治理力度，完善对网络销售食品药品的监管。加强食品药品进口监管。（国家卫生计生委、食品药品监管总局、农业部、质检总局、中央军委后勤保障部卫生局负责。）

专栏7　综合监督与食品安全项目

国家重点监督抽检网络建设：国家重点监督抽检，医疗机构医疗卫生和传染病防治监督抽检；公共场所、学校和供水单位公共卫生监督抽检；法律、法规落实情况监督检查；计划生育技术服务机构、采供血机构、放射卫生技术服务机构、消毒产品生产企业和涉水产品生产企业监督抽检。（国家卫生计生委负责。）

食品安全标准与监测评估：食品安全标准体系建设，整合现有资源进行食品安全风险监测评估网络和食源性疾病监测报告网络与溯源平台建设，食源性疾病管理和食品安全事故流行病学调查能力建设。（国家卫生计生委负责。）

（十）加快健康产业发展

（略。）

加快发展商业健康保险。鼓励企业和个人通过参加商业保险及多种形式的补充保险解决基本医保之外的需求。鼓励商业保险机构积极开发与健康管理服务相关的健康保险产品，加强健康风险评估和干预。加快发展医疗责任保险、医疗意外保险，探索发展多种形式的医疗执业保险。（保监会负责。）

创新发展药品、医疗器械等产业。鼓励创新药和临床急需品种上市。在加强行业规范的基础上，推动基因检测、细胞治疗等新技术的发展。引导企业提高创新质量，培育重大产品。支持企业兼并重组、强强联合，培育具有国际竞争力的大型企业，提高产业集中度。大力发展智能健康医疗装备。支持提升医疗设备的产业化能力和质量水平，推进发展应用。开发可穿戴生理信息监测设备、便携式诊断设备等移动医疗产品和可实现远程监护、诊断、治疗指导的远程医疗系统。（工业和信息化部、国家卫生计生委、食品药品监管总局、科技部、国家发展改革委负责。）

（略。）

（十一）加强卫生计生服务体系建设

（略。）

（十二）加强人才队伍建设

优化人才队伍的规模与结构。医护比达到1：1.25，市办及以上医院床护比不低于1：0.6，每1 000名常住人口的公共卫生人员数达到0.83人，人才规模与我国人民群众健康服务需求相适应，城乡和区域医药卫生人才分布趋于合理，各类人才队伍统筹协调发展。（国家卫生计生委负责。）

完善人才培养体系。加强医教协同，建立医学人才培养与卫生计生行业人才需求相适应的供需平衡机制，加强对医学院校设置、区域布局以及医学专业学科结构、学历层次、招生规模的宏观调控，增加人才短缺省份毕业生供给。支持有条件的高校增设儿科学、精神医学本科专业，支持高校根据行业需求合理确定儿科学、精神医学本科专业招生规模。加大对中西部地区高等医学院校的支持，缩小区域、院校和学科专业之间培养水平的差距。完善毕业后医学教育制度。全面实施住院医师规范化培训制度，扩大招收规模，重点向全科和儿科、精神科等急需紧缺专业倾斜，到2020年所有新进医疗岗位的临床医师均接受住院医师规范化培训。逐步建立专科医师规范化培训制度。加强培训基地和师资队伍建设。巩固完善继续医学教育制度，建设一批继续医学教育基地，全面提升各级各类卫生计生人员的职业综合素质和专业服务能力。基本建成院校教育、毕业后教育、继续教育三阶段有机衔接的标准化、规范化临床医学人才培养体系。院校教育质量显著提高，毕业后教育得到普及，继续教育实现全覆盖。（国家卫生计生委、教育部、财政部、人力资源社会保障部、国家中医药局负责。）

加大人才培养力度。推进以全科医生为重点的基层医疗卫生队伍建设。制订优惠政策，为农村订单定向免费培养医学生。启动实施助理全科医生培训。继续实施基层医疗卫生机构全科医生特设岗位计划，优先安排特岗全科医生到集中连片特困地区乡镇卫生院工作。加强产科、儿科、精神、老年医学、药学、护理、急救、康复等各类紧缺人才以及生殖健康咨询师、护理员等技能型健康服务人才培养。加强高层次人才和公共卫生专业人才队伍建设。加强医院院长职业化培训。加强乡村医生队伍建设。（国家卫生计生委、教育部、财政部、人力资源社会保障部、国家中医药局负责。）

（略。）

专栏10　人才培养项目

以全科医生为重点的基层卫生计生人才能力建设：通过开展全科专业住院医师规范化培训、助理全科医生培训、全科医生转岗培训、农村订单定向医学生免费培养，培养培训全科医生。培训全科医学师资。加强城乡基层医疗卫生机构骨干人才培训。（国家卫生计生委、教育部、人力资源社会保障部、国家中医药局负责。）

医师规范化培训：规范化培训住院医师50万名。加强规范化培训基地建设。启动专科医师规范化培训试点。培训住院医师师资。（国家卫生计生委、人力资源社会保障部、国家中医药局负责。）

县级骨干医师培训：（略。）

完善生育政策服务人才保障：（略。）

医药卫生创新人才队伍建设：吸引、遴选和造就一批具有国际领先水平的医学领军人才，培养、造就新一代杰出中青年学术带头人，吸引、稳定和培养一批有志于医疗卫生事业的优秀青年骨干人才。支持国家优先发展学科和国际科技前沿领域优秀创新团队。（国家卫生计生委负责。）

（十三）加强人口健康信息化建设

（略。）

（十四）加强医学科技创新体系建设

（略。）

四、保障措施

（略。）

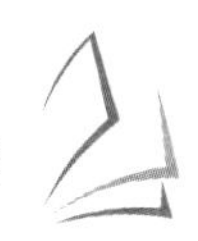

例文 2－45

××大学附属医院“十三五”事业发展规划

××××年11月

目　　录

引　　言

为促进我校附属医院发展，提高我校服务社会的能力，促进医学学科建设，增强学校的综合实力和国际竞争力，助力推动学校建设中国特色世界一流大学，根据国务院《“十三五”卫生与健康规划》（国发〔××××〕77号）、《××省卫生与健康“十三五”规划》（×府〔××××〕28号）、《××省“十三五”深化医药卫生体制改革规划》（×府〔××××〕55号）和《××大学“十三五”事业发展规划》，结合学校实际情况，编制本规划。

第一章　基本现状

一、附属医院的发展概况

“十二五”期间，我校附属医院的国内综合及专科行业排名较稳定，整体约居国内高校六七位，学科发展和人才队伍建设取得一定成效；医疗技术水平稳步提升，为广大患者提供了更满意的服务；科研实力雄厚，科研项目和总经费数稳步增长，科研成果屡获突破。

（1）学科建设取得一定成效，行业地位较稳定，整体情况接近第一方阵。长期以来，×××品牌伴随其悠久的历史传统和先进的医疗技术已深入人心，学科建设稳步推进，拥有眼科、肿瘤等多个在国内有较高显示度，或具备一定影响力的优势学科，社会评价较高，行业地位较稳定。

从国内具有较高较权威性，为众多院校、机构普遍使用的××××中国医院排行榜和××××××××中国医院科技影响力排行榜分析，我校附属医院在综合榜上排名优于××××××，与××××××相若，整体情况约居并列第6位；专科排行榜上则呈现“山峰多，高峰少”的情况，前10专科数量居中，但前5、前3甚至首位的专科数量则明显较少，整体情况约居第7位。

（2）医疗服务量稳定增长，医疗服务水平稳步提升。“十二五”期间，我校附属医院门诊量年均增长率为7.77%，出院人次和住院手术例数年均增长率约为11%，每床医疗业务总收入突破100万元，2016年达到135万元。

（3）人才队伍建设取得成效，为医疗、教学、科研提供智力支持。我校附属医院拥有一支强大的专业人才队伍，现有院士（含双聘）9人，“长江学者”特聘教授8人，“千人计划”获得者12人，获国家杰出青年科学基金资助者22人，国家高层次人才特殊支持计划领军人才5人。领军人才与青年人才形成良好的高层次人才梯队，成为学科发展的智力核心，为教学提供有力支持，为病人提供优质的医疗服务。

（4）教学工作稳步推进，为社会培育医学人才。我校附属医院为社会培育了一批批优秀医学生、规培学员和进修人员，临床人才培养工作取得一定成效。我校附属医院于2016年开设理论课（本科生和研究生）8 803课时，国家继续教育项目252项，主编国家“十二五”规划教材2部，录取硕士研究生732人，博士研究生393人。

（5）科研工作有效推进，取得一定成果。我校附属医院拥有2个国家重点实验室，另外还有国家新药临床试验研究中心等4个国家级科研平台，科研实力雄厚，“十二五”期间科研项目和总经费数稳步增长，2016年科研经费总额达8.2亿元，科研成果屡获突破，高水平SCI收录的论文数量稳步增长，获得国家科学技术进步奖、教育部科学研究优秀成果奖和广东省科学技术奖等多项科研奖励及多项发明专利。

二、存在的不足与困难

与国内同类高校附属医院相比，我校附属医院在国家级科研平台、领军人才、顶尖专科等方面有较大的差距。同时，还存在一系列制约医院发展的因素。

（1）国家级科研平台数量不足，国家重点实验室建设有待突破。我校附属医院现有5个国家级科研平台，其中眼科医院和肿瘤医院分别拥有1个国家重点实验室（略）。综合性医院在国家重点实验室建设上有待突破。

（2）高层次领军人才，特别是院士短缺是附属医院最大的短板和瓶颈。目前，全聘院士只有肿瘤医院××××年引进的×××院士。各附属医院虽然一直致力于院士培育工作，但尚未取得突破。

（3）专科建设“高原”上“高峰”不多。近年来，附属医院在专科建设方面取得一定的成效，在37个中国专科声誉排行榜上，我校附属医院共有20个专科进入前10名，

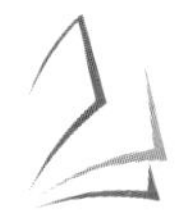

但从排名情况来看，是“高原”一片，但“高峰”不多。排名第1的只有1个眼科，排名前3的专科只有4个，前5的只有5个，与第一方阵（前5）（略）（平均数分别为：5.4、12.5和19.2个专科）。同样数据在科技影响力学科排行榜上的差距则更大。

（4）制约医院发展的若干因素。各医院存在着影响和制约医院发展的一系列因素，如空间不足制约着业务量发展，影响着就医环境，牵制服务水平的提升；部分医院因历史问题负债额较大，资金运行困难，影响医院运营、人才引进和学科建设；附属医院队伍规模扩大导致的人才资源相对不足等。与地方公立医院相比，我校大部分附属医院能够获得的政府财政投入非常有限，导致竞争压力增大。

三、面对的机遇和挑战

建设世界一流大学和一流学科是国家层面的战略计划，是我校发展的长远目标。附属医院在建设一流学科、培育一流人才、产出一流成果、做出一流贡献方面有着重要的作用和不可推卸的责任，对附属医院既是机遇也是挑战。

（1）抓住机遇，全面建设，努力创建国家医学中心。2017年1月，国家卫计委下发《“十三五”国家医学中心及国家区域医疗中心设置规划》。学校常委会研究决定以附属第一医院为主体，联合全校附属医院申报建设国家医学中心。同时，各附属医院应该抓住国家疑难病症诊治能力提升工程、国家临床医学研究中心建设工作，以及××省构建医疗卫生高地，建设一批高水平医院和高水平重点专科等各个机遇，对照建设标准，加强内涵建设，全面提升医院整体实力，力争迈上新的台阶。

（2）提高认识，直面挑战。我校附属医院需要清楚地认识所面临的挑战和压力。在“十三五”期间要保持现有优势并不断提升和发展，我们不仅要面对一批实力雄厚的名牌医院的竞争，还要正视正在突飞猛进的××××××××和××××××等一批新秀。可以预见“十三五”期间，我校附属医院发展无论是“前进”还是“保持”都面临着较大的挑战。

第二章　发展目标

一、指导思想

（略。）

二、发展目标

（一）总体目标

跻身国内高校附属医院第一方阵，助力学校建设双一流大学，为全国人民健康贡献力量。

（二）核心指标

“十三五”期间，推动实施“五个五”工程和“三大”建设，增加学科建设投入，提升科研水平；调整方向，以解决重大关键性科研问题和现实问题为切入点，加快推进相关领域的国家级科研平台建设，推进国家重点实验室建设；促进高层次人才队伍建设，培育具有领军才能的杰出人才和拔尖创新人才；发展附属医院团队，适时补齐（略），为学校医科的长远发展夯实基础；大力加强专科能力建设，在有影响力的国内医院排行榜中排名有所提升。具体指标见表2－5。

表2－5 主要评估指标与“十三五”目标

序号	主要评估指标	“十三五”目标
1	在有影响力的国内医院排行榜排名	排名上升
2	在有影响力的国内专科排行榜上榜数	前5、前10专科数增长
3	国家医学中心（区域医疗中心）	1～2个
4	疑难病症诊治能力提升工程项目	3～4个
5	医疗服务量（出院人次＋住院手术量）	每年提升5%
6	疑难危重病人收治比例	比例上升
7	病人满意度调查排名	排名上升
8	全职两院院士	达到医院所签订的《××大学院系（附属医院）“十三五”规划任务书》目标。
9	“长江学者”特聘教授、“千人计划”获得者、国家杰出青年科学基金项目资助者、国家高层次人才特殊支持计划领军人才	
10	国家级科研平台	
11	国家自然科学基金委员会创新研究群体	
12	国家级科学技术奖励或高等学校科学研究优秀成果奖（二等奖以上）	

第三章 主要任务

一、推进提升医疗服务水平

（1）积极争取各类卫生建设项目，聚力建设国家医学中心。根据国家建设国家医学中心及国家区域医疗中心的部署，积极完善医院建设，提升综合实力和影响力，争创1个国家医学中心（综合），建设1个国家区域医疗中心（肿瘤），促进我校临床医学迈上新的台阶；争取建设三四个国家疑难病症诊治能力提升工程项目，进一步提升疑难危重病例的诊治能力；争取建设1～3个临床医学研究中心，促进学科发展；根据××省有关部署，争取6～8家附属医院进入××省高水平医院行列，建设广东省高水平临床重点专科，服务××，共建卫生强省。

（2）顺应医改，提高认识，加强内部精细化管理，保障医院平稳运行，健康发展。顺应医改攻坚期和深水区各项改革措施，各附属医院高度重视，未雨绸缪，集思广益，采取有效的应对措施：①优化服务流程、持续改进医疗服务、提高效率。②加强医院内部管理，持续改善医疗质量。③加强精细化，开展全成本核算以控制成本，提升效益。④调整和改革绩效考核与分配方案以提高医务人员工作积极性，保障医院能够平稳运行，健康发展。⑤适当的时候可引入职业管理人才，提升医院的管理和服务水平。

（3）凝练学科方向，以临床重点专科建设为重点，突显特色，推动差异化发展，促进学科上台阶。统筹规划附属医院发展方向，结合各综合性医院的现状和专科特色，考

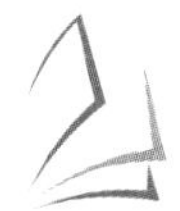

虑专科布局，引导和推动医院间错位发展，凝练学科方向，加强专科发展，争取更多专科进入国内主要排行榜，重点争取排行榜前5名，提升医院的影响力。结合发展机遇，适时发展附属医院团队，适时考虑建立儿童医院或妇儿医院（略），为学校医科的长远发展夯实基础，为建设双一流大学做出贡献。

二、推进人才队伍建设

（1）加强高层次人才的引进和培育工作，实施人才“倍增计划”。各附属医院推动实施“五个五”工程，完善院内培育措施，建立可持续发展的人才引进和培育体系，完善人员结构和人才梯队建设，培育领军人才和拔尖创新人才，力求“十三五”期间实现高层次人才倍增，并在全职在校院士数量方面取得突破。

（2）加强专职科研队伍建设，造就高水平团队良好建设环境。加大力度聘任特聘研究员、特聘副研究员、博士后研究人员，构建“人才蓄水池”。建立健全有关机制，解决团队建设的人力资源问题，形成有利于高水平团队建设的制度环境。

（3）探索科学、有效的临床人才评价方法，完善机制。深化临床职称晋升评价体系改革，坚持以临床问题为导向，采取有效措施引导和鼓励临床创新，强化培养优秀的临床医生。

三、推进临床人才培养

围绕“德才兼备、领袖气质、家国情怀”十二字人才培养目标，着力提高临床人才培养质量。鼓励优秀学者积极参与本科生教学，提高高级职称人员担任本科生及研究生课程课时比例。配合探索建设研究生分类培养模式，以培养学术精英和行业领袖人才为目标，为“冒尖”人才提供发展空间。

四、推进科学研究

（1）围绕国家和地区中长期科技发展规划和重大需求，面向医学重大前沿科学问题，以临床为导向推动科学研究。夯实研究基础，促进科研成果积累，以解决重大关键性科研问题和现实问题为切入点，深入开展高水平原创性研究，形成具有完整系列的研究成果。

（2）立足大平台，依靠大团队，直指大项目。通过实施“三大”和“五个五”工程，组建大团队，加快推进相关领域的国家级科研平台建设，特别是国家重点实验室建设，争取在“十三五”期间，附属医院在国家重点实验室建设方面获得新的突破；推动科学研究水平大幅度提升，加大组织和投入，加强团队间的合作，提高承担国家和地方重大重点科研项目的能力，争取“十三五”期间在国家重大重点研发计划以及国家自然科学基金重大重点项目等具有显示度的项目中实现更大突破。

（3）推进国际深层次科研合作，提升国际合作水平。紧抓国际医学发展方向和前沿，推进与国际一流大学、科研机构和医院的合作，开展高水平的国际研究，联合培养临床人才，积极举办高水平国际会议，提升国际合作水平。

第四章　组织保障

一、坚持领导，统一思想

（略。）

二、凝聚共识，通力合作

各附属医院凝聚共识，通力合作，形成十院一体，共谋发展的氛围，凝聚校内外多方力量，形成发展合力。

三、建立机制，保障实施

加强规划的实施管理，由医院管理处负责，对规划实施工作进行全程监督和定期评估。各附属医院将规划实施与年度工作计划密切结合，与预算分配密切结合，与绩效考核评价密切结合，确保规划有序有效推进，保障各项任务顺利完成。

例文 2 -46

××大学校园（重大）传染病防控应急工作方案

第一部分　总则

一、原则

预防为主、防治结合；依法管理、依靠科技；统一领导、属地负责；快速反应、分级控制（执行卫生行政部门或教育部门的分级防控措施）。

二、适用范围

本方案适用于霍乱、传染性非典型肺炎、病毒性肝炎、人感染高致病性禽流感、麻疹、流行性出血热、登革热、肺结核、疟疾、流行性感冒、流行性腮腺炎、感染性腹泻等传染病的应急防控。

第二部分　组织管理

一、机构

学校成立（重大）传染病防控领导小组，负责组织协调全校（重大）传染病的应急防控工作。党委书记任组长，分管医疗工作的副校长、分管学生工作的副书记和分管总务工作的副校长任副组长，成员由党委办公室、校长办公室、党委宣传部、医院管理处、各校区管委会、医学部、总务处、学生处、研究生管理处、财务处、保卫处、教务处、后勤集团、房地产管理处等部门负责人组成。××大学（重大）传染病防控领导小组下设办公室，办公室设在总务处、医院管理处（必要时增设其他相关部门），协助领导小组负责具体工作。

二、任务分工

（一）党委办公室

党委办公室负责协调相关部门做好（重大）传染病应急工作；负责向教育主管部门等上级部门报告学校疫情情况；负责协调南校区有关部门做好（重大）传染病应急防控工作。

（二）党委宣传部

党委宣传部负责新闻发布以及全校疫情情况通报；负责有关舆情的研判，利用校内网站向全校师生发布防控宣传资料。

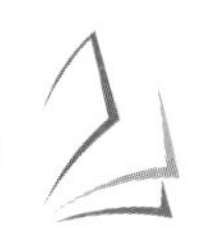

（三）校长办公室

校长办公室协调相关部门做好（重大）传染病应急工作。

（四）医院管理处

医院管理处在领导小组的领导下，负责拟定学校（重大）传染病防控工作方案；负责协调组织校内相关人员的疫情防控知识培训及宣教工作；负责学校与各校区门诊部、各附属医院信息通报及沟通协调工作；负责与卫生行政主管部门及疾病预防控制部门的沟通与协调工作；配合疾病预防控制部门对学校的疫情进行跟进、分析，必要时向上级领导、党委办公室、卫生行政主管部门报告。

（五）总务处

总务处在领导小组的领导下，协助拟定学校（重大）传染病防控工作方案；负责做好水电供应、校园环境卫生管理、疫点和场所消杀工作；负责提供观察人员的居住场所（隔离宿舍）和必备生活设施保障工作，负责隔离宿舍的日常管理；认真落实学校及卫生行政部门提出的相关食品卫生安全及（重大）传染病等传染病疫情的防控措施，负责监督食堂食品卫生安全工作；协助校区门诊部和疾控中心、卫生监督所做好食品卫生的化验监测及疫情的调查工作；配合做好隔离师生的生活保障。

（六）校区管委会、医学部

校区管委会、医学部负责协调本校区有关部门做好防控工作；负责协调各校区总务部门等安排落实隔离宿舍，协调相关部门做好隔离宿舍的日常管理工作和相关后勤保障工作。

（七）相关附属医院

相关附属医院负责指导所管辖校区门诊部的应急防控工作，确保各校区门诊部的人力和物力；负责诊治校区门诊部转诊的病人；负责本机构内有关人员的培训工作；配合疾病预防控制机构开展流行病学调查及标本采集工作。

（八）校区门诊部

校区门诊部具体落实防控传染病的相关工作任务。

（1）负责疫情监测和病情诊治；负责向疾控部门进行传染病报告，及时向学校医院管理处、校区管委会及相关部门报告疫情。

（2）负责向校区管委会、医学部、校长办公室报告，商定启动使用相关校区观察隔离宿舍；负责决定对有需要的师生做出隔离和解除隔离的决定，同时通知总务处、相关院系的学生工作负责人和医院管理处。

（3）负责病情追踪；负责隔离师生的医学管理，每天跟踪、评估病情至少 2 次，必要时指导并协助学生转诊到相关附属医院或指定的医疗机构进一步诊治。

（4）负责配合疾控部门进行疫情监测、流行病学调查；负责相关人员的培训；负责本校区的健康教育工作。做好诊疗场所的消毒和隔离工作，以及医务人员防护工作。

（九）各院系、各单位

各院系、各单位负责本院系、本单位被隔离观察师生的生活保障和思想关怀，协助做好学生生病期间的学习事务安排；负责教职工、学生晨检情况和因病缺勤登记的（日）报告工作，协助进行流行病学调查。

（十）学生处、研究生院管理处

学生处、研究生院管理处负责协调院系学生管理人员做好相关工作，配合做好对学生的宣传工作，协助做好被隔离观察学生的工作。

（十一）后勤集团

后勤集团负责做好食堂食品卫生安全工作，协助校区门诊部和疾病控制中心、卫生监督所做好食品卫生的化验监测及疫情的调查工作。

（十二）保卫处

保卫处负责相关校内安全及维稳工作。

（十三）财务处

财务处负责落实校内突发公共卫生事件应急处理所需资金及时到位。

（十四）教务处

教务处根据实际情况，按相关规定做好停课、停实习、缓考、补考等相关工作。

（十五）房地产管理处

房地产管理处在必要时，协助解决隔离宿舍用房。

第三部分　部门预案

各相关部门、相关附属医院，结合传染病疫情实际情况和部门职责，根据国家卫生计生委、疾控部门、教育主管部门及其他相关部门的要求，制定本部门的应急预案，明确工作职责，理清工作流程，确保传染病防控工作落实到位。

本方案自公布之日起生效。

××大学校长办公室

××××年×月××日

二、总结

（一）关于总结

1. 总结的涵义

总结是对以往某项工作、某一阶段工作及各种已经完成的活动的回顾和评价，找出经验教训，归纳工作的得失与规律，用以指导今后的工作。既要反思过去，又要着眼未来。总结主要针对本机关以往所做过的工作，主要用于机关单位的内部，可由领导人在总结工作的会议上宣讲，也可以根据领导机关的要求上报。

2. 总结的特点

（1）客观。总结是对客观上已经完成的活动的回顾和评价。总结的材料来源于客观实践，总结的观点和结论是从客观实践中归纳和提炼的。

（2）系统。总结工作时，必须对工作过程进行系统回顾，包括工作、学习及各种活

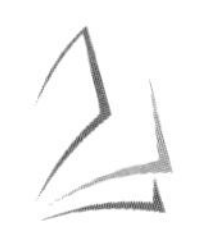

动的内容是在什么背景下安排，完成任务的过程有哪些有利条件，遇到什么困难，如何克服这些困难，成效如何等。

（3）观点。总结过程不仅是罗列事实，而是建立在事实基础上的一种理论提升，对以往的经验教训进行分析研究，上升到理论高度，并从中提炼出规律性的认识。因此，总结不仅要有材料、观点，还要寻求材料与观点之间合乎逻辑的内在联系。若只堆砌材料，则不能写出好总结。

3. 总结的种类

总结具有多种分类方法。

（1）按照内容分类，有工作总结、学习总结、活动总结等。

（2）按照范围分类，有行业总结、单位总结、部门总结、个人总结等。

（3）按照时间分类，有年度总结、半年总结、季度总结、月度总结等。

4. 总结的作用

（1）总结为制定切实可行的方针政策及制订工作计划，指导实际工作提供重要依据。

（2）总结有利于归纳工作中的成绩和经验，推动与指导今后的工作；又能够及时发现问题，吸取教训，找到努力方向。

（3）总结有助于为领导机关提供重要情况和信息，便于上级机关及时掌握下级情况，并将典型经验迅速推广，起到以点带面的作用；有助于领导干部提高决策能力和管理水平。

（二）拟写总结

总结由标题、正文、落款、成文日期组成。

1. 标题

（1）常规类型写法。常规类型写法即“机关名称＋时间＋事由＋文种”，如《××市××医院××××年医疗工作的总结》。

（2）新闻类型写法。新闻类型写法即根据正文内容、主旨拟定标题。可以采用正副题的形式，如《××省××医院近年中层管理干部选任制度改革的尝试》；也可以采用一些其他的写法。

2. 正文

正文由前言、主体组成。

（1）前言。要开宗明义，用简洁的语言概括介绍总结针对的时间、工作情况、基本经验、范围和目的。常见的前言写法如下。

A. 概述式。概括介绍基本情况，简要交代工作背景、时间、地点、条件等。

B. 提问式。先提出问题，点明重点，以引起人们注意。

C. 结论式。先讲结论性意见，给人总的印象，然后再引出正文。

D. 对比式。采用同期纵向比较的方法开头，用数据说明新的变化。

（2）主体。内容一般包括：介绍开展工作的基本情况，即在特定阶段做了哪些工作，采取哪些措施和方法，取得哪些成绩，存在哪些问题，要如实叙述；归纳经验和体会，分析取得成绩的主客观原因，提炼出规律性的认识；找出失误和教训，分析其产生原因，提出改进意见与途径；明确努力方向，即工作中如何发扬成绩，力争取得更大成绩。

3. 落款

落款即在正文之后标明机关名称，也可以在标题之下注明。

4. 成文日期

标明成文的具体年、月、日，或在标题之下注明。

例文 2－47

××管理处××××年度工作总结

××××年度，我处在学校的领导下，与时俱进、团结协作、开拓创新，健全部门内部管理机制，进一步改进机关作风，按照学校工作安排和我处年度工作计划，顺利完成各项工作任务。

一、加强制度建设

我处严格执行国家、各级行政主管部门及学校的规章制度，并制定了相应的办法、预案和业务流程，做到办事有规可依，杜绝主观臆断。

（1）进一步推进建立健全学校在校园卫生防控、突发事件应急方面的制度建设，在应对重大传染病防控等事件中发挥重要作用。制定及完善《××大学校园（重大）传染病应急工作方案》和《××大学突发公共卫生事件应急预案》。

（2）进一步完善医疗、护理、医技和药学晋升高级专业技术职务业务考核工作，不断改进考核与评价方案，提高考核成效。

（3）优化和简化工作流程，提高服务工作效率。更新和制定《医疗机构增设诊疗科目申请流程及要求》《医师注册的流程及要求》《医师变更执业地点的流程及要求》《医师变更执业范围的流程及要求》《住院医师规范化培训注册及变更注册的流程与要求》《×××及外籍人员参加国家医师资格考试实习申请流程及要求》《信访工作流程》等，为相关单位、师生提供更加清晰、便捷的服务。

二、有效完成各项管理工作

××××年度，我处继续促进附属医院的管理，完成各项日常医疗执业管理工作，处理医疗投诉及医疗纠纷。主动积极、反复与省卫生计生委及考试中心等有关部门沟通，协商并寻求办法解决我校在读临床医学和口腔医学港澳台及外籍研究生报考医师资格考试事宜。进一步探索完善教医研、护理、医技和药学系列晋升高级职务业务考核办法，对部分专业组进行考前建立题库的尝试，组织开展××××年及××××年附属医院人员晋升业务考核工作，申报人数达××××人，其中医师系列×××人，护理、医技和药学系列×××人。深入调研，全面了解××医疗卫生发展规划与政策，积极推动与××市××区政府合作建设××××医院有关事宜。组织开展第二届××大学名医评选工作，完成本年度××大学优秀护士评选。根据上级行政主管部门和学校的相关要求，积极组织和协调开展各项医疗援助和帮扶工作，包括我校对××××地区人民医院、××××医院和××××县等各项医疗对口帮扶工作。

三、推进重点工作

（一）督促附属医院做好三级甲等医院评审的迎评准备工作

督促和指导附属×院、附属××院认真开展三甲评审的各项准备工作。根据实际工作进度于××月组织校内专家对附属×院进行指导性预评审，并指导附属××院开展持续改进工作。××××年××月××—××日，附属××院顺利通过省卫计委组织三甲预评审，目前，正全力以赴准备迎接拟于××××年××月进行的三甲医院评审工作。推进附属×院开展三甲迎评准备工作，计划于××××年在其完成院内自评工作后组织校内专家进行指导性评审。

（二）推进与政府合作医疗项目，拓展医疗服务空间

根据国家和地方相关政策，结合我校实际情况，对各类拟与我校开展的合作办医意向进行广泛、深入的调研，建议学校抓住历史性机遇与××市政府合作办医，合作共赢，为××特区建设和发展贡献力量。同时，提交扩大和提升我校医科，特别是临床医学的综合实力和影响力的建议方案供领导决策。目前，学校拟与××市政府合作共建附属××院、附属××××院的工作正在洽谈协商和推进之中。

×××××医院与××区政府合作办院项目已完成各项前期立项工作，进入项目建筑设计深化及修规报建工作阶段，预计近期动工。附属×院与××新区合作办院项目于××××年×月×日正式动工，预计将于××××年底交付使用。

（三）促进校区门诊部建设，改善校区门诊部环境

1. 协调推进校区门诊部修缮建设工程

××××年9月初步完成四校区门诊部室内外装修工程，但污水处理工程及×校区门诊部消防改造工程尚未完成。各校区门诊部申请购置的设备已到位并进行调试试用（×校区门诊部配置了X光机、心电图机，××校区门诊部配置了心电图机、彩超机，×××校区门诊部配置血常规、尿常规、大便常规检验设备）。修缮后，校区门诊部的基本设施和就医环境得到明显改善，改善了师生的就医环境。

目前，总务处正在抓紧落实，争取尽快完成污水处理工程和×校区门诊部消防改造工程，工程结束后可消除消防、排污（生物安全）等安全隐患，申办相关合格证。×校区门诊部信息系统改造完成专家论证，已进入招标程序。

2. 协调推进办理×校区门诊部医疗机构执业许可证

为促进尽快办理×校区门诊部的医疗机构执业许可证，我处召集相关部门讨论并厘清问题所在，针对×校区门诊部无污水处理设施、无消防验收合格证、无放射诊疗许可证等不符合卫生行政部门要求的问题提出明确解决方案，明确各相关部门的职能分工。现附属×院已办好放射诊疗许可证，待总务处完成排污工程和消防改造及验收工作，并取得消防验收合格证及污水处理环评许可后，附属×院即向卫生行政主管部门申请办理医疗机构执业许可证。

四、服务师生员工

（一）做好学生体检和卫生宣教工作

统筹、协调各校区门诊部顺利完成××××年新生入学体检和在校生体检等各项工

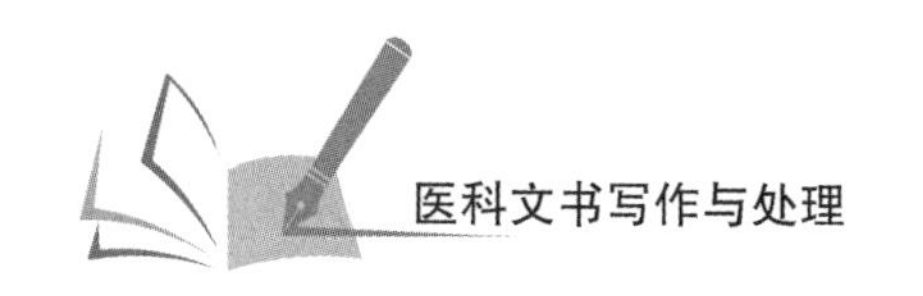

作。开展预防艾滋病新生入学教育及“12·1”艾滋病日宣传活动，组织门诊部医护人员进行培训，积极配合省教育厅，大力推动开展大学生同伴教育。

（二）加强传染病防控，保障师生健康

为健全学校卫生应急防控体系，我处制定及完善了《××大学校园（重大）传染病应急工作方案》和《××大学突发公共卫生事件应急预案》，对防控应急工作各项流程进行梳理，有序处理了×××及×××××等卫生应急工作，有效防控×××疫情。

××××年下半年，××省登革热疫情严重，我校累计确诊病例×××例，其中住院治疗××例。我处制定了《××大学登革热防控工作方案》、《疑似登革热病人就诊指引》（给校区门诊部）和《隔离人员温馨提示》（给隔离师生）；与总务处×校区办商定《隔离宿舍管理规定》《登革热疑似病人隔离宿舍值班员职责及注意事项》《晨检及因病缺勤追踪制度》，积极梳理防控各个环节，协调相关部门做好防控和宣传教育工作，提高全校师生防控意识，保障每位师生得到及时的诊治，隔离观察学生35名，阻断传播途径，最大限度地保护师生的安全。

应对×××××，我处制定《××大学×××出血热疫情防控工作方案》，编制工作流程、《××大学埃博拉防控指引》、《×××隔离医学观察宿舍管理规定》、《宿管员职责》、《埃博拉隔离医学观察人员温馨提示》，主动协调相关部门落实隔离宿舍建立、健康监测、收集信息、宣传教育、培训演练等防控工作，隔离1名几内亚学生并进行医学观察，与省、市、区疾控中心等部门建立了联动机制，保障沟通渠道畅通，切实保护师生安全。

另外，××××年度还处理了……

（三）处理有关医疗信访

对师生反映的问题，我处根据学校的要求做到首问责任制，对问题进行及时处理，为师生提供热情周到的服务。对各级卫生行政主管部门转办的信访件，以及我处接到的来信来访和电话投诉，我处根据相关法律法规及学校的要求，积极协调，稳妥处理。

第十一节　讲话稿

一、讲话稿的涵义和特点

（一）涵义

讲话稿是在某种场合需要讲话前所拟定的书面稿。为了便于集中且有条理地表达思想观点而使用的具有特定效用的讲话文稿，是会议程序的主要构成部分和会议精神的核心内容。讲话稿的特性，决定了草拟讲话稿是一项政策性、思想性、业务性、技巧性很强的工作。讲话稿不同于一般文章，亦非普通文书，有特定的听众对象。草拟讲话稿既要考虑讲话人的身份、地位、受过何种专业教育、气质个性、说话特点，又要考虑到听众的情绪、兴趣、需要、反响等。讲话稿具有以下突出特点。

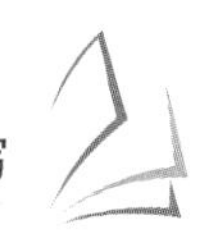

（二）特点

1．口语化

讲话稿需直接讲给现场听众听，是一种口语的表达，因此既要让讲话人读起来自然顺口，又要使听众能轻松入耳，所以应避免使用艰涩难懂的词语。讲话稿可使用日常口语，其带有一定的即景性，在特定语境，能使听众更容易意会和理解。讲话稿的语言必须有所加工，既要讲究遣词造句、语法修辞，符合现代语言的规范，又要兼顾日常谈话用语明白通畅的特点，使听众易于接受。

2．生动化

讲话稿靠演讲形式传达信息，语言要生动形象。一篇水平高的讲话稿是沟通讲话人与听众感情的纽带，讲话人要语带情感，以情感人，这也是讲话生动的体现。

二、讲话稿的种类

（一）按照使用范围划分

讲话稿可以分为开幕词、闭幕词、会议主题报告、欢迎词、欢送词、祝词等。

（二）按照会议性质划分

讲话稿可以分为工作会议讲话、专题会议讲话、代表大会讲话、纪念会议讲话、动员会议讲话、座谈会讲话、经验交流会讲话等。

三、草拟讲话稿的基本要点

（一）摸清情况，有针对性

为了增强讲话稿的针对性，动手写讲话稿前要开展必要的调查研究。

1．要了解听众

讲话就是要与听众沟通思想，交流信息，要了解听众是些什么人，他们在想些什么。知道他们的文化程度、理论水平、理解能力，以便写出有针对性的讲稿，引起他们的共鸣。用于医科单位及部门的讲话稿，要注意医科的专业性。

2．要了解讲话者

讲话稿是为讲话者所准备，因而必须符合讲话者的身份、地位、文化素质、语言风格、讲话习惯等。

3．要了解会议情况

会议情况涉及内容相当广泛，如会议性质、会议进程、讲话与整个会议的关系等。只有了解这些情况，才能写出针对性强和富有现场感的讲话稿。

4．要掌握有关材料

要准确充分地掌握与讲话题旨相关的各方面材料，并做好收集、整理工作，为着手起草工作做准备。

（二）中心明确，要有新意

讲话稿必须确定一个中心，不应主次不分。还要写出新意，争取在主旨、标题、结构、层次、材料、角度等方面写出新的特点。

（三）理能服人，情可动人

讲话稿要注意讲清道理，理能服人；要有具体的事实、可信的数据、严密的逻辑推理、充分的分析，深入浅出，能把道理讲深讲透。同时，要有真情实感，以真诚感染听众。

（四）语言得当，用词贴切

草拟讲话稿，在语言运用上要符合以下要求。

1. 适当口语化

（1）少用长句式。讲话稿的句子长了，讲话人费力，也影响听的效果。

（2）少用冷僻词语，选择通俗易懂的词语。

2. 平实

平实即通俗实在。这是当代讲话稿的重要语言特色。

3. 生动

讲话稿不能总是翻来覆去那几句话，要有文采，可以适当修辞。

4. 避免听众误会

汉语当中存在一些同音不同义的词汇，在书面语言中不会使读者误会，但在听觉语言中特别容易产生误解，可免则免。

四、讲话稿的格式规范

讲话稿不采用国家法定文书的格式，其在实践中形成了常规格式，一般由标题、讲话日期、讲话人署名、称谓用语、正文五个部分组成。

（一）标题

讲话稿标题的形式多样，常见的如下。

（1）提示中心内容或主旨的标题。

（2）说明讲话稿性质的标题。

（3）直接点明会议名称的标题。

（4）直接以文种作为标题。

（5）正副式标题。正题揭示讲话稿的主题，副题对讲话场合、讲话性质做适当的补充说明。

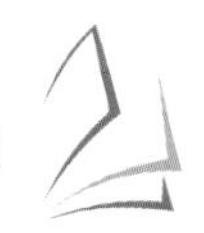

（二）讲话日期

在标题之下的括号内标明讲话当天的日期，要写全年、月、日。

（三）讲话人署名

在讲话日期下面标明讲话者姓名。

（四）称谓用语

称谓用语是讲话人对听众的称呼，在正文之上左侧顶格标明。正式代表大会上一般称“各位代表”；党内会议一般称“同志们”；公开发表的广播电视讲话，可称“全国同胞们，同志们，朋友们”；在有外宾和社会名流出席的大会上，习惯称“尊敬的各位来宾，女士们，先生们”；在正式外交场合，要注意遵循国际惯例，依职位高低和女士优先的顺序排列。使用称谓用语总的原则是：注意场合，区别对象，依照惯例，使用尊称，不用俗语。

（五）正文

讲话稿正文按照开头、主体、结尾三大部分安排。总体要求是观点明确、中心突出、层次清晰、逻辑严密。

1．开头部分

一篇讲话要吸引听众，关键要开个好头。开头要有吸引力，就能吸引住读者。讲话稿也要重视开头。由于会议性质、程序、气氛不同，讲话人身份、语言风格不同，听众文化素质有差异，要用心设计开头部分。常见的开头部分主要形式如下。

（1）开门见山、揭示主题。

（2）设问启发。

（3）概括说明。

（4）自然入题。

（5）申明观点、表明态度。

（6）祝贺问候、活跃气氛。多用于对讲话对象的成功表示祝贺或在欢迎、慰问场合发表的讲话。

2．主体部分

主体部分是讲话稿的核心，必须围绕讲话的中心问题分析和论述。一般按照时间跨度或内容的逻辑关系逐层展开，也可以按内容的轻重缓急程度安排。

3．结尾部分

话稿结尾部分的形式如下。

（1）简洁精练，戛然而止。

（2）归纳全文。

（3）照应开头。

（4）发出号召，提出希望。

（5）展望未来。

以上所述讲话稿的格式安排，要根据特定情况灵活运用。

例文 2－48　欢迎词

在新学年开学典礼暨欢迎 2019 级新生大会上的致词

（2019 年 9 月 1 日 ）

××医科大学校长　王××

亲爱的同学们、老师们、同志们：

大家好！

今天，我们全校师生在此隆重举行新学年开学典礼暨欢迎 2019 级新生入学大会，我们以无比欣悦的心情欢迎××××位朝气蓬勃的新同学的到来。在此，请允许我代表全校师生对同学们以优异的成绩考入我校表示衷心的祝贺，我们热烈欢迎新同学的到来！

同学们！大学时代的学习，不同于同学们以往的学习。在同学们即将开始崭新的学习生活的时候，作为你们的校长，也是你们未来求学道路上的师长，我在此代表学校向大家提出一些建议和要求：

你们要想成为一名全面发展的高素质的优秀医科学生，就要坚持不懈地努力学习和刻苦锻炼。你们不仅要学习知识，还要学会学习，学会实践。（略。）

同学们！你们迈进医学高等教育的殿堂学习，不仅要感到荣耀，更要担负起肩负的历史责任。中国医学的未来，有赖于你们医科学子今后的努力奋斗。我们期待着你们的成功！

最后，祝愿我们的学校，为我们的国家培养更多优秀的医学人才！

祝愿 2019 级全体新生努力学习，不断进步，健康成长，取得思想上、学业上的丰硕成果！

谢谢大家！

例文 2－49　欢送词

在××医科大学欢送 2019 届毕业生大会上的致词

（2019 年 6 月 30 日）

教职工代表　×××

亲爱的同学们、老师们、校友们：

大家好！今天，我们怀着激动的心情，隆重举行 2019 届学生毕业典礼。在这难忘的时刻，作为一名青年时期开始在本校服务了 30 年的老教师，我谨代表全院教师，向顺利完成学业、即将奔向医科各个岗位的应届毕业生表示热烈的祝贺！

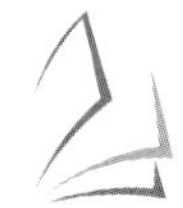

（略。）

亲爱的同学们，你们即将开始新的生活，开启事业征程。希望你们在工作岗位，取得成绩，建功立业，不忘母校的培养和老师们的教诲。我们坚信，老师们和广大校友将为你们感到欣慰与骄傲，你们一定能够为母校争光！

愿你们在新的征途上一路行健致远，珍惜大好年华，报效祖国，服务人民。母校和老师们热切期待着你们成功的佳讯！

第十二节　介绍信、聘书

介绍信、聘书也是使用较多的医科公用文书。

一、介绍信

介绍信是向接信方介绍某人基本情况的书信。一般情况下，介绍信有专门的表格样式，直接填写。

（一）介绍信的撰写

介绍信主要是在某单位派专人前往别的单位对洽工作、商谈业务、研究问题、进行学习、了解情况以及出席会议的时候使用。介绍信必须如实、准确地填写被介绍人的姓名、事由、有效期等关键性内容，并必须加盖单位公章。有的时候，被派遣人或者所涉及的相关事由存在涉密的问题，就必须将被派遣人的职务、性别、要注明的情况甚至年龄等情况写清楚，并注明介绍信的有效期。

常见的介绍信有两种格式：一种是填写式，这种介绍信通常提前拟制为统一的表格样式；另一种是书信式，格式与一般的书信类似，多用“此致”“敬礼”等敬语结束全文。介绍信主要由标题、正文、落款等部分组成。

（二）格式

1．标题

介绍信的标题是直接写文种，即“介绍信”。

2．收文单位名称

按照正常书信格式，在标题下方、正文上方，顶格书写收文单位的名称。

3．正文

正文主要写清楚被介绍人的相关情况、涉及的相关工作等，并用“望接洽为盼”“此致”“敬礼”等敬语结尾。

4．落款

按照正常文书的格式，在正文的右下方，注明拟制介绍信的单位名称、成文日期等相关信息，并加盖本单位公章。公章要上压单位名称，下压成文日期。

例文2－50　表格式介绍信

这种介绍信通常提前设计为统一的表格，在要使用的时候直接填写（图2－2）。

介　绍　信

存根：	骑缝盖章	介绍信 介字第　　号 　　： 兹介绍　等　位同志前往 处办理　事宜。 望接洽为盼。 单位公章 ××××年××月××日
介字第　号 　　等　　位同志 前往		

图2－2　介绍信

例文2－51　书信式介绍信

介　绍　信

××××医院：

因我校××医学院病理教研室要开展××××××项目的研究，兹介绍我单位×××同志，身份证号：××××××××××××××××××，前往贵院病案室查找×××××××××××的相关病案，望接洽为盼！

此致

敬礼

××大学（单位名称加盖公章）

××××年××月××日

二、聘书

（一）关于聘书

聘书也是使用较多的文书，是聘请某些人完成某项任务或担任某种职务时的书信体文书。

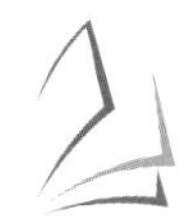

（二）格式与写法

1．标题

聘书的标题格式有两种：第一种由“单位名称＋文种”构成，如“××××聘书”；第二种是只写文种，即“聘书”，多用于有封面的折页纸式聘书中，在折页纸的上方正中间，写“聘书”二字。

2．称谓

聘书的称谓就是被聘者的姓名，一般要在姓名后加尊称，按照正常格式书写，写在标题下方第一行顶格位置。

3．正文

聘书的正文部分写清聘请的具体原因、担任的具体职务、从事的工作、工作任务、聘任期限、工作权限以及希望和要求等。

4．结尾

结尾一般用敬语，如“此聘”等。结尾敬语的使用比较灵活，也可以省略不写。

5．落款

落款要将拟制聘书的单位名称和主要负责人的姓名及日期写清楚，并加盖公章。

例文2－52　聘　　书

聘　　书

×××教授：

您长期以来一直致力于××××的创新性研究，在学术上有突出贡献，是一位××××的资深专家。为进一步促进我校在病理生理学科领域的发展，经我校研究，并经双方沟通，决定聘用您为我校病理生理教研室的客座教授，聘期为5年。

此聘。

××大学

××××年××月××日

第三章　医科文书的处理

医科文书处理是一项专门业务活动。医科文书类于公文，因此，医科文书处理的活动也类于公文的办文。本章在此参照公文的办文特点，阐明医科文书的办文工作特点和医科文书在包括医科单位的社会组织内部的运转流程，简述医科文书办理的主要工作内容、方法和技能。

第一节　办文

一、办文工作的内容

医科文书的办文工作内容、特点和规则亦类于公文。办文工作围绕文书运行的全部过程。当公文处于不同的运行阶段时，办文的任务和要求也不同。办文工作的主要内容包括文书的撰制、传递、办理、管理和处置等几个部分。

（1）医科文书的撰制。医科文书的撰制包括文书的拟写和制成正本文件的过程，其环节有拟稿、核稿、签发、注发、复核、缮印、校对、用印（签署）等。

（2）医科文书的传递。医科文书的传递是指文件正本制成后对外发出以及对外来文件接收的过程，其环节有分装、填写地址、投送、接收、分送文件等。

（3）医科文书的办理。医科文书的办理是指对于文件内容涉及的事项形成办理意见、具体办理和结案的过程，其环节有拟办、批办、承办、注办等。

（4）医科文书的管理。医科文书的管理是指在文书运行过程中，由本单位文书人员所实施的文件控制行为，其环节有登记、组织传阅、催办等。

（5）医科文书的处置。医科文书的处置是指文书办理完毕以后，机关工作人员根据具体情况，确定文书去留的工作，其环节有清退、暂存、立卷归档、销毁等。

二、办文工作的特点

办文工作是一项独具特点的专门业务工作。

（一）服务性

办文的中心任务是要保证医科公务信息能够得到及时、顺畅、无误的处理。办文的服务性表现为：通过合理地组织单位的办文工作，为领导、职能部门和工作人员提供优质高效的公务信息服务。

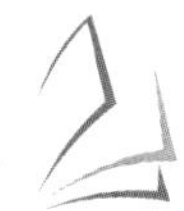

（二）管理性

办文属于行政管理工作的组成部分；从具体工作内容上看，办文是一项专门的管理业务，有一套自身完整的要求、内容、程序和方法。管理性决定办文工作必须服从医科单位行政管理工作的特点和要求，根据医科单位的职能及文书形成规律进行工作。

（三）程序性

办文工作具有突出的程序性特征。程序性是指医科文书在形成、运转、办理和管理过程中的各个环节和工序都具有一定的流程和方式。各个环节紧密衔接，互相制约，构成一个文书工作系统。程序性要求在办文过程中严格按照程序办文，认真履行各环节的岗位职责，确保办文的工作质量。

（四）时效性

医科文书的制发与接收标志着某项具体工作的开始，办文程序的每一步实施制约着下一步的工作进程。因此，办文过程必须根据实际工作需要，在规定时间内完成应有的程序，以保证各项工作任务的按时完成。时效性体现在办文要迅速，即讲求高效，不能拖延和积压。

三、办文工作的规则

（一）办文工作的基本原则

1. 实事求是

在办文工作中体现实事求是，就是要求真务实。制发和办理各种文书都要从实际需要出发，讲求实效。

2. 准确周密

（1）撰稿之前，要摸清有关情况，准确掌握第一手资料，认真领会领导意图，做好拟稿的各项准备工作。

（2）正式草拟阶段，要准确反映实际情况，不能违背相关的方针政策和法律规范及领导意图。

（3）草稿完成后，还要字斟句酌，认真进行加工修改工作。

3. 及时迅速

（1）明确医科文书的办文时限，接到任务后应抓紧承办。要根据医科文书内容和办理时限，按轻重缓急分别进行处理，优先办理紧急并且重要的医科文书。

（2）根据工作的进程适时地处理医科文书，不积压，不拖延。

（3）合理设计办文流程和明确分工，简化医科文书办理手续。

4. 安全保密

（1）医科文书处理工作要严格遵守国家的相关法规和相关保密制度。

（2）办公部门要有严格的保密措施，建立完善的涉密文书的拟制、传递、办理和管

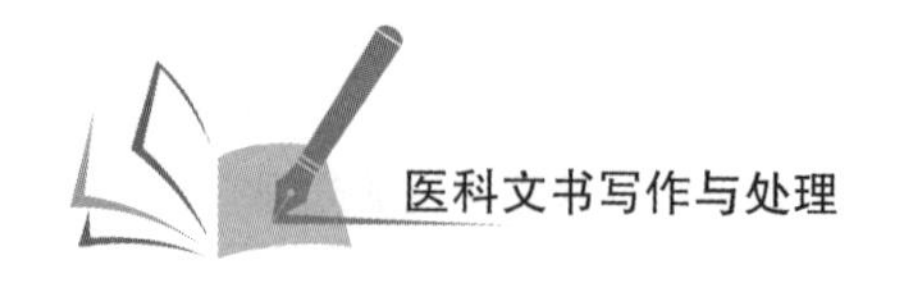

理制度。

（3）健全医科文书管理和监控制度，保证涉密文件、资料的安全，防止医科文书在处理过程中散乱和丢失。

（二）行文规则

行文规则是文书运行规则。参照文书处理的行文规程，医科文书行文规则的内容要点如下。

1．根据机关之间的工作关系准确行文

（1）同一组织系统的上下级机关之间属于领导与被领导关系。因此，领导机关及部门在向被领导机关及部门发文书时应使用下行文。如果是反向行文，则要使用上行文。

（2）同一专业系统的上下级业务主管部门之间属于业务指导与被指导关系。上级业务主管部门向其下级业务部门发文时应使用下行文。如果是反向行文，则要使用上行文。

（3）同一组织系统的同级机关属于平行关系，二者之间制发文书应采用平行文。

（4）非同一系统中的任何机关均属于不相隶属关系，二者之间制发文书也应采用平行文。

2．正确选择行文方式

（1）下行文的行文方式。

A．逐级行文：逐级下达文书或只对直属下级机关行文。

B．多级行文：同时将文书下发到所属几级下级机关。

（2）上行文的行文方式。

A．逐级行文：下级机关向所属的直接上级机关行文。这是上行文的基本方式。除特殊情况外，下级机关均应采用逐级行文方式。

B．多级行文：下级机关同时向直接上级机关和更高上级机关行文。这种方式可在少数特殊情况下采用。

C．越级行文：越过直接上级机关向更高级机关行文。在非常特殊和必要时，下级机关可以越级行文。因工作需要越级行文时，一般应抄送被越过的上级机关。可以采用越级行文的特殊情况通常有：①情况特殊或紧急，如果逐级行文会延误时机造成重大损失；②需要直接询问、答复或联系具体事项；③多次请示直接上级机关而未解决的问题，或与直属上级机关有争议又急需解决的问题；④上级领导机关交办或指定越级上报的文书；⑤对直接上级机关进行检举、揭发或控告。

（3）同时上报下达的行文方式。这种行文方式是指根据需要将同一文件同时向上级机关和下级机关行文。

3．正确选择主送机关和抄送机关

（1）向上级机关行文，应当主送一个上级机关；如果需要其他上级机关阅知，可以抄送。

（2）向下级机关行文，如比较重要，应当同时抄送其直接上级机关。

（3）受双重领导的下级机关向上级机关请示时，应当写明主送机关和抄送机关，由

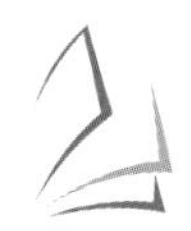

主送机关负责答复。上级机关向受双重领导的下级机关行文，必要时应当抄送其另一上级机关。

（4）接收抄送文件的机关不得再向其他机关抄送、转送；凡与文件无关的单位不得抄送。

4．联合行文的规定

在必要时，同级机关之间可以联合行文。部门之间对有关问题未经协商一致，不得各自擅自向下行文。

5．制发请示和报告的规则

（1）请示应当一文一事；一般只写一个主送机关；如需同时送其他机关，应当采用抄送的形式，但不得抄送下级机关。除领导直接交办的事项外，请示不得直接送领导者个人。

（2）报告中不得夹带请示事项。

6．贯彻精简文件的原则

（1）行文应当注重实效，坚持少而精，可发可不发的文书不发。

（2）经过批准在报刊上全文发布的法规和规章，应当依照执行，可不再行文。

第二节　医科文书处理程序

医科文书处理程序可参照公文处理程序制定。医科文书处理程序是围绕医科文书的拟制、处理和管理，为医科文书处理的一系列环节所安排的工作顺序。其反映医科文书在医科单位内部运转和处理的规律，亦反映医科文书运转和处理的全部过程。

一、医科文书处理程序的基本内容

医科文书处理程序，涵盖发文的处理、收文的处理和办结的处理。

（一）发文的处理

对发文的处理是指对本单位对外发文所要履行的一系列处理环节，包括拟稿、会商、审核、签发、注发、复核、缮印、校对、用印（签署）、发文登记、分装发出、对外催办等。

（二）收文的处理

对收文的处理是指本单位对收到的文书所要履行的一系列处理环节，包括签收启封、收文登记、审核、分发、拟办、传阅、批办、承办、对内催办、注办等。

（三）办结医科文书的处理

对办结医科文书的处理是指对发文和收文过程中留存的文书稿本，分别对不同情况

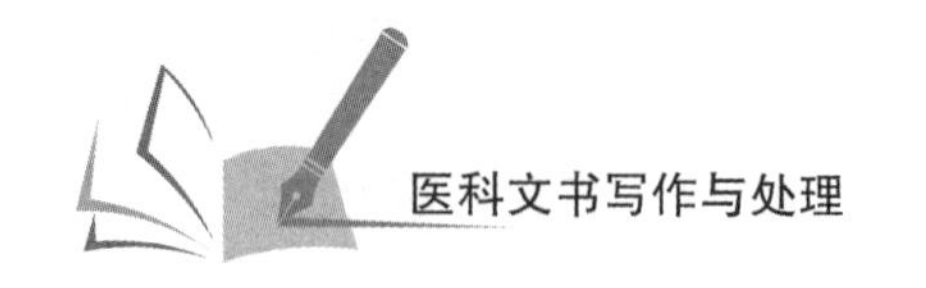

所做的处理工作，包括文书的立卷、归档等。

医科文书处理程序反映办文工作的基本规律，亦是办文工作的基本规范。

二、医科文书的发文处理工作

发文处理工作属于公务信息的生成、加工与输出处理阶段。做好发文处理工作，有助于及时、准确地表达发文单位领导人的意图，为实现单位职能、密切单位之间的联系提供服务。

（一）拟稿

拟稿，就是起草文书的工作，为整个发文处理工作的起点。拟稿要求与方法详见本书各章相关内容。

（二）会商

拟稿过程中，如果文书内容涉及其他部门职权范围，发文单位应当主动与对应的部门协商，并征得对方同意或配合。会商的目的是避免有关各方各执一端，政出多门，使收文单位无所适从。会商可以采用书面、电话和座谈等方式，就文书中涉及双方职责的有关内容展开研究商洽。经过协商取得一致意见后，会商各方的负责人要在发文稿纸的有关栏目内签注意见。若会商未果，主办部门可以罗列各方理由，提出建议性意见，并与相关部门会签后报请上级裁定。若会商未果，发文单位不可对外行文。

（三）审核

草稿完成后必须进行严格的检查和把关，以提高文稿质量。这一把关环节就是对文书的审核工作。

1．审核工作的任务

（1）确定是否需要行文以及该由哪一级部门行文，行文方式是否适当。

（2）确定内容是否符合现行的方针政策和法律规范要求。

（3）确定文中反映的情况是否属实，提出的措施是否明确、具体和可行。

（4）确定文种是否正确，文字表达是否准确简明、条理清楚、合乎语法；结构是否严谨，人名、地名、机关名称、数字、时间、引文、图表、标点符号是否正确无误，国家法定计量单位是否使用正确，简称是否规范。

（5）确定文书格式项目是否符合国家规定等。

2．处理审核过程中发现的问题

（1）对于文稿中出现的大范围的较重大问题，审核人可以提出原则性修改意见，退还草拟者修改。

（2）对于文稿中出现的个别的一般性问题，审核人可以直接进行修改。

（3）对于文稿中出现的专业性较强的问题，由审核人与草拟者合作修改。

（4）审核联合行文的文稿，可以由主办单位召集会议，有关各方共同审核文稿，也

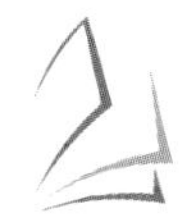

可以由主办单位将文稿分送各单位征求审核意见。

（5）对于重要文稿审核中出现的重大原则性分歧意见，可以提交单位负责人进行审核定夺，以确保文稿审核工作的权威性。

文稿经审核无误后，即可呈送领导人签发。

（四）签发

签发属于医科文书草稿的终审环节。领导人审定文稿后，要在发文稿纸的有关栏目内签注同意发出的意见，如“发”“同意”等，还应同时签注姓名和日期。文稿经过领导人签发才能转化成定稿并产生法定效力。定稿是缮印正本的法定依据。签发是领导人的重要职责。签发文书时注意事项如下。

（1）以单位名义发出的医科文书，必须由单位领导人签发；以单位内某部门名义发出的医科文书，应由部门负责人签发。

（2）如果单位主要领导人因公外出，可以授权或委托其他负责人代行签发。

（3）对于某些以部门名义发出的医科文书，由于医科文书内容涉及的问题比较重要，有时还应经过部门负责人签发后再请上级负责人核签。

（4）领导人签发医科文书时一定要写全姓名，不能只简单写一个姓，而且要注明签发的年、月、日，以表示负责。

（五）注发

注发是对签发后的定稿批注缮印制发要求的活动。注发工作直接关系印制医科文书正本时医科文书的发送对象、紧急程度、秘密等级和保密期限、发文字号、文件格式、发医方式、印制份数、印发时间等多种数据项目的选择。因而，注发工作对文书的印制、传递、运转和处理等都有直接影响。在注发中的注意事项如下。

1. 发送对象

发送对象包括主送单位、抄送单位以及阅读文件的职级范围。要根据签发人批注的对象范围或相关规定和发送惯例确定发送对象。

2. 紧急程度

紧急程度是指传递和处理医科文书、电报的时限要求。紧急类文件要视情况标明“特急”“急件”，紧急类电报要视情况标明“特提”“特急”“加急”“平急”。

3. 秘密等级和保密期限

凡属于涉及国家秘密事项的文书，均应当标注保密期限。一般来说，保密期限按照绝密级事项30年、机密级事项20年、秘密级事项10年认定。

4. 发文字号

发文字号由综合办公部门统一编制。

5. 文件格式

提出缮印医科文书正本的版式要求，即文件格式。

6. 发送方式

根据医科文书内容的时限和保密要求，可以分别选择邮递、电报、传真、电子邮件

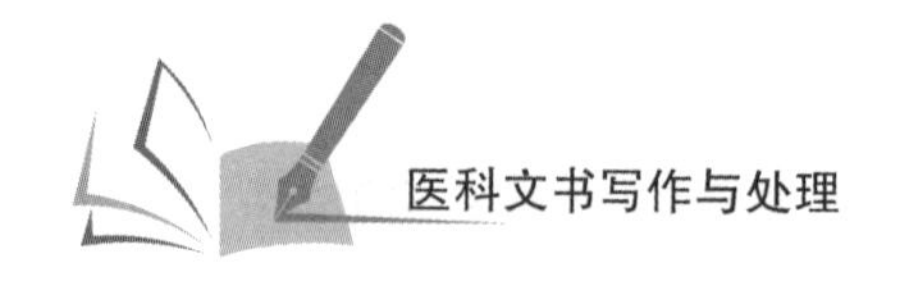

等方式发送文书。

7. 印刷份数

按照签发人批注的份数确定印发份数。

8. 印发时间

即确定具体的印发日期。

以上注发项目是缮印医科文件的重要依据，不得随意改动。但并非所有项目都要注发，要根据具体情况注发。

（六）复核

1. 复核审批签发手续是否完备

复核审批签发手续是否完备，即核查文稿的审批人、签发人是否合法，有无越权现象，是否规范地签注了发文意见、姓名和日期。

2. 复核医科文书体式是否完整、规范

复核医科文书体式是否完整、规范，即医科文书的秘密等级、紧急程度、发文字号、主送机关、附件、成文日期等是否完整齐全，是否符合有关规定；复核医科文书内容的各数据项目是否规范。

3. 复核医科文书附件材料是否齐全

复核医科文书附件材料是否齐全，即所附材料的件数、页数是否与附件说明一致，是否有遗漏、颠倒，其内容是否完整无缺。

4. 复核行文关系是否正确

复核行文关系是否正确，即检查是否需要行文，处理程序是否完善，发文名义、文种是否合适，是否符合行文关系。

（七）缮印

缮印是指对文书进行手工缮写或机械誊写。缮印而成的医科文书是最后成品，代表本单位对外发生法定效力。因此，缮印工作必须做到文字准确，字迹工整清晰，符合规定体式，页面美观大方，装订齐整牢固，以便收文单位阅读、处理和保管。注意事项如下。

（1）缮印医科文书必须以定稿为准，不得擅自改动定稿，同时要妥善保护定稿。

（2）缮印机密医科文书应有专人负责。文稿、印制的医科文书和未装订的单页，均应安全保管，并对底纸、蜡纸、废页、清样等严格管理，及时监销，防止失密。

（3）医科文书的装订必须注意检查有无缺页、倒页等，并宜尽量采用胶贴法，避免使用订书机，以便日后立卷归档。

（4）缮印医科文书要建立登记制度。登记的内容包括名称、送文单位、送文时间、印文数量、印毕时间、取件人姓名、缮印人姓名等。

（八）校对

印制完毕的医科文书不能立即发出，还必须对医科文书校样进行全面仔细的核对检

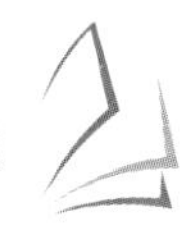

查，发现缮印错漏要及时纠正。

1. 校对方法

（1）对校法。将定稿放在案头上方，校样放在下方，校对人员先看定稿，再执笔指点校样，逐字逐句校对。此法适用于定稿改动较多的情况。

（2）折校法。将定稿置于桌上，逐行轻折校样，使待校文字处于页面第一行，压在定稿相应文字的下一行位置，使校样与定稿一一对应。此法适用于定稿整洁、改动不多的情况。

（3）读校法。二人合作，一人读定稿，一人看校样。读稿人应将每字、每句、每个标点符号读出，同音字、罕见字、另行、另页、空行及其他有关格式要素都要读出并加以说明。看样人必须全神贯注，发现错漏要及时告知读稿人停读，并在校样上改正。此法适用于定稿内容浅显简单、冷僻字和专用名词术语较少、格式变化不大的情况。

2. 校对注意事项

（1）校对工作要忠于定稿，严格以定稿为依据。对于定稿中的明显笔误，校对人员可以改正；对于内容方面的问题不可以随便改动，应当交给拟稿部门或有关领导人处理。

（2）改样时要按照国家标准《校对符号及其用法》规范使用校对符号。校改文字应从行间引到页边空白处进行，校改字迹可以使用绿色和红色等，以便与原稿文字相区别。

（3）为确保医科文书质量，一般实行三校制。初校由文件印刷部门承担，主要校对文字符号与排版方面的问题；二校、三校则由承办文件的有关人员负责，对校样的各个方面进行全面校对。重要文书的校次应适当增加。

（4）为了明确责任，打印人和校对人应当在最终校稿上签注姓名。

（九）用印或签署

用印是指在缮印好的医科文书正本上加盖公章。公章是代表单位职权的一种凭证和标志。文书一经盖章即生效。用印的要求是：

（1）要履行批准手续。以单位名义发文，盖单位章，须经单位领导人批准；以部门名义发文，盖部门章，须经部门领导人批准。用印后要做好正式记录。

（2）未经签发的医科文书不能用印。

（3）用印要与发文名义相一致。必要时可以为下级单位或临时机构的医科文书“代章”，但用印时要标明“代章”字样。

（4）盖章要清晰、端正，避免模糊不清，不允许随意乱盖。

（5）单独行文时印章应当盖在成文日期上，上边缘不能压住正文。

（6）两个以上单位联合行文时，应将印章按顺序排列，主办单位印章排在前面，最后一枚印章压成文日期。

签署是指领导人在医科文书正本落款处亲笔签名或代以签名章。签署与用印同属于医科文书生效的法定凭证，签署主要适用于命令等以领导人名义的发文。合同等医科文书既要用印，又需签署。领导人署名前，应标明职务身份。

（十）发文登记

发文登记是指对外发出的文书要履行严格的登记手续。发文登记的目的主要是便于文书的管理、统计和查找。登记的项目主要有：顺序号、成文日期、发文字号、标题、附件、密级、份数、发往单位、签收人、归卷日期、归入卷号、备注等。发文登记单形式如表 3 - 1 所示。

表 3 - 1　××大学××医学院办公室发文登记单

序号	成文日期	发文字号	文书标题	附件	密级	份数	发往单位	签收人	归卷日期	归入卷号	备注

（十一）分装与发出

分装与发出是指按照签发意见和注发要求拣配和分装医科文书，对外发出。

1. 对外发文的主要方式

（1）印制发送，可分为普通邮递、机要交通、专人专送等方式。

（2）传真发送。

（3）电报发送。

具体采用哪种方式，要根据其分发范围、紧急程度和保密要求而定。

2. 印制发送

现在各医科单位大量的医科文书主要靠印制发送。分发印制的医科文书，先要按发往单位填写“发文通知单”（表 3 - 2）或“回执单”，然后将发文装入封套，同时填写发送地址和收文单位名称，检查核对无误后，粘好封口。发给同一个单位的医科文书较多时，可以合并装封。但密件、急件应与平件分别装封，并且在封套上加盖有关标记或粘贴密封条，最后按文书的机密程度递送。

表 3 - 2　××大学护理学院办公室发文通知单

发文字号	密级	文书标题	份数	签收人	清理或清退

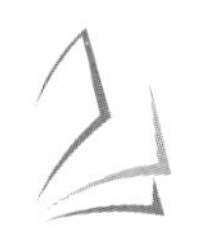

（十二）对外催办

医科文书无论急件或平件，均具有现行效用，都要在规定时间和空间范围内发挥作用。因此，对外发文，要在适当时候对其在收文单位的办理情况进行督促检查，防止积压拖延、误时误事。催办的主要方式如下。

1．电话催办

用打电话的方式提醒收文单位，抓紧办理医科文书。

2．文字催办

制发催办函和填写催办单发给对方，提出抓紧办理的要求。

3．登门催办

负责催办的文秘人员亲自上门口头催办。

4．会议催办

针对一些较重大的问题和涉及部门较多的事项，可以借助某些会议集中催询核查，即席协商解决一些具体问题。

发文环节处理完毕的医科文书，即进入办结文件的处理阶段。办公人员要将医科文书定稿、样本和留存的其他文稿收集齐全，全面整理，做好立卷归档。

三、医科文书收文处理工作

收文处理工作是指对来自外单位文书所进行的接收、处理和管理活动，属于公务信息的输入、加工阶段。做好收文处理工作，对充分发挥文书的现行效用具有重要意义。

（一）签收、启封

签收是指收到医科文书后，收件人在送件人的文书投递单、发文通知单或回执单上签字，以明确交接双方的责任，保证医科文书运行的安全可靠。

外来医科文书先由收发人员签收。签收前要认真清点，仔细核对，查看实收件数与投递单上的件数是否吻合；查看医科文书封口有无破损；查看信件上的收件单位是否与本单位名称相符。确认无误后，收件人就可以履行接收签字手续，在送件人的投递单或回执单上签字，并注明收件日期。如果是急件，还要注明收件时间在几时几分。外收发人员履行签收手续后，应当及时将收件送交办公室人员。内收发人员负责收件的启封，并进行第二次签收。

凡是标明送本单位、本单位办公室或本部门收启的医科文书，办公室收发人员均可启封。送领导的“亲启件”，交给领导本人或领导委托的秘书人员启封。密件要由负责机要工作人员启封。

内收发人员启封医科文书后，要立即检查核实。查看收件是否属于本单位职权范围，对于误送件应当立即退回发文单位；查看医科文书份数与信封所标注的份数是否相符；查看医科文书有无缺页、破损等情况，如有差错要及时与发文单位联系、查询。

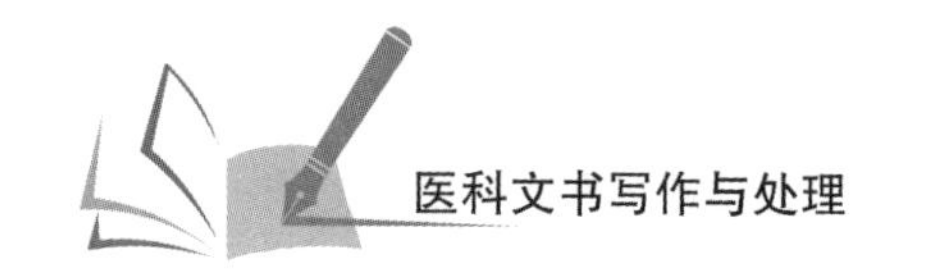

（二）收文登记

收文登记是将需要登记的医科文书在收文登记簿上编号并记载文书的来源、去向，以保证医科文书的收受和处理。登记是管理文书的手段，用来记录医科文书来往和处理情况，控制医科文书的运转，明确交接责任，避免紊乱。

1. 医科文书登记的作用

（1）便于管理与保护医科文书，防止积压和丢失。

（2）便于检查医科文书的顺利运转。

（3）便于统计医科文书和做好催办工作。

（4）可作为核对与交接医科文书的凭据。

2. 医科文书登记的形式

（1）簿式登记。簿式登记是指用预先装订成册的登记簿进行登记。《收文登记单》见表3－3。其优点是容易保存，适合按时间顺序进行流水登记。

表3－3　××大学附属第×医院院长办公室收文登记单

序号	收文日期	来文单位	来文标题	发文字号	密级	附件	份数	承办单位	签收	文书处理号	备注

（2）卡片式登记。卡片式登记是指以单张卡片（表3－4）对文书进行登记，每张卡片上登记1份或1组联系紧密的文书。

表3－4　××大学附属第×医院院长办公室收文登记卡

<table>
<tr><td>收文日期</td><td></td><td>收文编号</td><td></td><td>来文单位</td><td></td><td>附件</td><td></td></tr>
<tr><td>发文字号</td><td></td><td>密级</td><td></td><td>份数</td><td></td><td>文书处理号</td><td></td></tr>
<tr><td colspan="8">来文标题：

承办单位：　　　　处理情况：
签　　收：　　　　备　注：</td></tr>
</table>

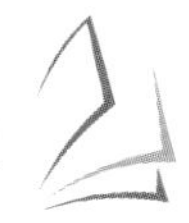

（3）计算机登记。计算机登记是指将文书主要数据项目输入计算机进行登记。此种方式简便易行，便于检索和存储，有利于提高工作效率，并为其他环节的计算机处理奠定基础。

3. 登记的注意事项

（1）收文和发文分开，密件和平件分开，以便管理。

（2）收文后注意分清缓急。急件随到随登，优先分送。除登记收文日期外，还应登记交接时间。

（3）由领导人亲启的医科文书，应由单位归档存查或处理的，应交收文人员补办登记手续。

（4）领导人外出开会或有关人员接洽工作时顺便捎回的医科文书也不能漏登。

（5）收文编号若按年度编排，不能出现空号、重号。2 份以上的同一文件，只编 1 个收文号，后面加斜线或横线写明份数（如“14/1”或“14－1”，表示 14 号收文之第一份）。

（6）事务性通知、索取资料的便函、介绍信、请柬等，可免予登记。

（三）审核

收文审核，主要是指收到下级单位上报的医科文书，要由文秘部门进行核查工作。收文审核的重点如下。

（1）审核收文是否符合相关的方针政策和国家法律、法规及其他相关规定。

（2）审核收文所提出的要求和意见是否明确具体、切实可行。

（3）审核收文是否符合行文规则，是否应由本单位办理。

（4）审核收文中涉及其他部门或地区职权范围的事项是否已经协商、会签。

（5）审核收文的文种和文书格式是否规范。

经审核后，符合国家有关规定的文书，办公部门要及时提出拟办意见，并按照有关规定办理；对于不符合国家有关规定的文书，经办公室负责人批准，可以退回呈报单位，但应说明原因和理由。

（四）分发

分发是指办公部门收到医科文书后，根据办文常规将医科文书分送到各有关部门和人员阅知办理。分发医科文书主要依据领导人的职责分工以及文件性质、重要程度、涉密程度、紧急程度来进行。一般原则是将待办文件优先分给本单位的主要领导人、主管负责人和主管部门阅处，以便使文书尽快得到处理。

由于所收文件的性质与内容不同，可以将收文分为阅知件与阅办件两大类，两类收文的处理方法也有所区别。

阅知件是指医科文书内容只需要领导人阅读知晓，不需要做其他处理或具体执行。这类收文经过收文登记和拟办环节后，可以直接送给领导人传阅周知。

阅办件是指医科文书内容与本机关职能有直接关系，需要落实、办理或给予答复。这类收文经过登记后，需要分别经过拟办、传阅、批办、承办等处理环节。

1. 分发工作的主要内容

（1）领导人亲启件，应当直接呈交领导人个人；如果亲启件属于“公务”性质的文书，领导人应当交给医科文书部门按照办文程序恰当处理。

（2）综合性医科文书，直接送综合办公部门处理。

（3）业务性医科文书，按照业务分工直接送给各业务部门处理。

（4）只需阅知不需要处理的医科文书，由文秘人员直接组织传阅。

（5）领导曾经做过批示的属于常规性处理的医科文书，应按照常规分发。

2. 分发工作的交接手续

分发工作要根据所收医科文书的不同情况，履行相应的交接登记手续。

（1）分发给各位领导和办文部门的医科文书，要在送领导人文件登记单（表3－5）或文件交办单（表3－6）上履行登记手续。

（2）分发的阅知件应当附上医科文书传阅单（表3－7）。

（3）分发的阅办件应当附上收文处理单（表3－8）。

收到医科文书应当及时分发给有关领导和承办部门，紧急和重要医科文书应当即到即发，不得积压，以免耽误办理时间。

表3－5　××大学附属××医院院长办公室送领导人医科文书登记单

日期	中发	国发	京发	京政发	其他	签收人	备注

表3－6　××大学附属××医院院长办公室文件交办单

<table>
<tr><td>来文单位</td><td colspan="2"></td><td>来文字号</td><td colspan="2"></td><td>收支日期</td><td colspan="2"></td></tr>
<tr><td>起止份号</td><td colspan="2"></td><td>密级</td><td colspan="2"></td><td>份数</td><td colspan="2"></td></tr>
<tr><td>文件标题</td><td colspan="5"></td><td>附件</td><td colspan="2"></td></tr>
<tr><td rowspan="2">办文单位</td><td rowspan="2">份数</td><td rowspan="2" colspan="3">起止份号</td><td rowspan="2">签收</td><td colspan="3">清退情况</td></tr>
<tr><td>退回</td><td>暂存</td><td>短缺</td></tr>
<tr><td></td><td></td><td colspan="3"></td><td></td><td colspan="3"></td></tr>
<tr><td></td><td></td><td colspan="3"></td><td></td><td colspan="3"></td></tr>
<tr><td></td><td></td><td colspan="3"></td><td></td><td colspan="3"></td></tr>
<tr><td></td><td></td><td colspan="3"></td><td></td><td colspan="3"></td></tr>
</table>

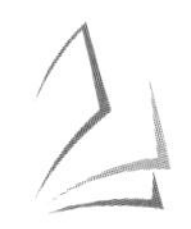

表 3-7　××大学附属××医院院长办公室文件传阅单

收文日期		发文字号或标题	
批阅范围			
阅毕签名	签阅时间	备　注	清退情况

表 3-8　××大学附属××医院院长办公室收文处理单

来文单位		发文字号	
文件标题			
拟办意见			
批办意见			
处理结束			

（五）传阅

当收文份数较少又不便复印的情况下，可以采用传阅方式，使领导人尽快阅知与处理医科文书。传阅应由文秘人员在领导人之间传递医科文书，即每个阅文者都直接与文秘人员联系，以免医科文书在传阅对象之间“横传”。在传阅过程中，文秘人员要使用传阅文件夹，随文附上医科文书传阅单，让阅文者阅毕随时登记签名。这样可以有效地

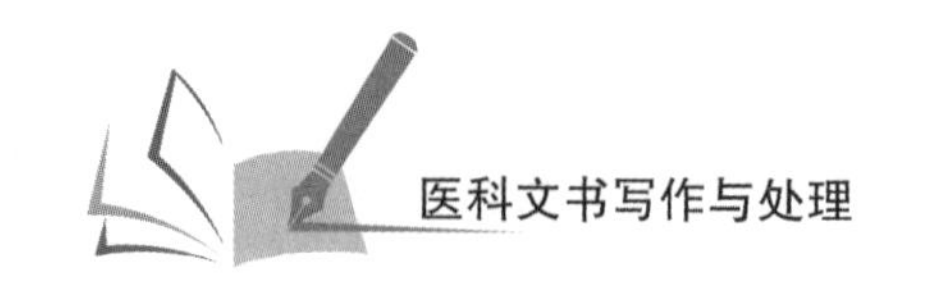

控制医科文书，防止医科文书丢失、积压和泄密。传阅工作的注意事项如下。

1. 合理确定传阅顺序

一般文书以有关者必阅，无关者不阅为原则，先送主要领导人，次送主管领导人及其他副职领导人，再送有关业务部门负责人；紧急文书和需要分管领导人直接阅处的事项，应按照先办后传、急者先阅的方法处理，让主管领导人和经办人员首先阅知，以缩短传阅周期。

2. 采用多种传阅方式

对于内容重要、时效性强、无密级要求的医科文书，可以利用计算机终端、召开会议等方式同时传阅。对于时效性强的急件和绝密件以及领导人专门交代的医科文书，为了确保尽快阅毕和杜绝泄密，应由专人将原件按照传阅顺序直接送阅，待领导人阅毕签名，注明时间，再由专人送至下一位领导人，直至全部须阅文者传阅完毕为止。

（六）拟办

机关收文以后，在送交领导批示之前，一般由综合办公部门的负责人或业务部门承办人提出拟办意见。拟办意见相当于建议，供领导批办文件时参考。

1. 不同文件的拟办意见

（1）对上级来文的拟办，应提出要求办理和落实的部门和人员及时限要求，如“请××同志批示”“拟请××医院研究办理”“请王××院长阅示，拟请××处主办，××处、××处协助办理”等。

（2）对于下级单位或平行、不相隶属单位来文的拟办，提出的拟办意见要有针对性和可操作性，如“拟请××处在×月×日前办复”“拟请××处负责办理”等。

（3）对于需要两个以上部门联合办理的文书的拟办，必须指明牵头单位，以免互相推诿。拟办意见可以写成“拟请××处牵头办理，××处辅助办理”。

2. 拟办工作的具体要求

（1）认真研究医科文书内容和来文要求，以便有针对性地提出切实可行的意见。

（2）清楚有关政策和规定，力求使拟办意见既符合实际又符合政策规定。

（3）掌握本单位及各部门的职责范围和业务变化情况，同时要熟悉办文程序和有关规定。

（4）拟办意见要周到细致，要综合考虑各方面因素的影响。

（5）拟办意见要简明扼要，抓住关键。应将主要处理方案和理由用几句话在“收文处理单”的拟办意见栏中概括写明，还要署上拟办人姓名和拟办日期。

（七）批办

批办是单位领导人或综合办公部门负责人的重要职责。为了提高收文办理质量，凡是单位收到的重要文书，领导人都要提出指示性意见。

批办与拟办的重要区别在于：批办是领导的决策行为，批办意见是办文的重要依据；拟办意见只是秘书部门对办理收文而向领导提供的参谋性意见。

1. 批办的主要内容

（1）提出处理收文的原则和方法。例如，批办上级来文，在批示中就要提出贯彻上

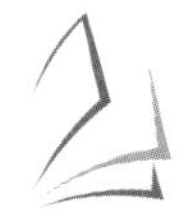

级精神的具体措施。

（2）提出承办单位或承办人，并指明承办期限。

（3）凡需要两个单位共同承办，要指明主办单位，以便承办单位和承办人具体执行。

（4）凡需要传阅、传达的医科文书，要说明传阅对象或传达范围，以及由谁负责在什么时间内传达。

（5）对于经过拟办的医科文书，批办时不能只画图，而应明确表示是否同意拟办意见，有什么修正或补充意见等。批办意见通常写“同意拟办意见”“请按照××办理”等。

（6）批办意见应明确、具体、可行，并连同批办人姓名及批办日期一起写在“收件处理单”的批办意见栏内。

2．批办的作用

（1）有助于领导人及时阅读重要收文，掌握上级指示精神、工作发展情况及有关信息。

（2）有助于加强对办文工作的领导。对下级指明领导意图，交代办文的具体要求，合理组织力量和分配任务，迅速妥善地办理。

（3）避免承办人在办文时，由于分工不明而拖延时间。

（八）承办

医科文书的承办是指根据收到的医科文书办理具体工作，包括医科文书的撰拟、文字记录、文字处理等。其中，需要办理答复的医科文书，须从承办开始转入发文处理程序。承办属于办文程序的中心环节和核心部分。

1．承办的范围

（1）上级单位针对本单位下达的指示。

（2）上级领导交办的事项和需要办复的医科文书。

（3）下级单位呈送本机关的请示和重要报告。

（4）同级单位和其他不相隶属的单位要求协作的函电等。

（5）人大代表的建议、议案和政协委员的提案等。

2．承办的要求

（1）经过领导批办的医科文书，根据领导批示的意图、意见，具体办理。

（2）未经领导批办的医科文书，遵循有关方针政策精神或有关部门的规定，以及以前的惯例，酌情处理。

（3）如果需要承办的医科文书较多，必须分清轻重缓急处理。

（4）已经承办和处理完毕的医科文书，应当及时清理，并注明有关情况。

（5）承办和处理完毕的医科文书与等待答复的医科文书，须分别保存，不要混在一起。

（九）催办

收到外单位的来文，内收发人员要适时对医科文书承办情况进行督促检查，以便提高办文效率，避免延误办文时间、耽误工作。

（十）注办

承办人在收文处理完毕之后，要简要签注承办经过和结果，以备日后查考。这个环节就是收文处理程序中的注办，通常由文件承办人随手记载。注办内容要在“收文处理单”的处理结果栏内写明。做好注办工作，有助于建立办文工作秩序、避免混乱现象，并且能为日后查考医科文书办理过程、方式和结果提供依据。注办的内容如下。

（1）需要答复的来文，注明是否已经办复和复文编号及日期。

（2）通过传阅承办，注明主要阅文人及其阅文日期；通过现场办公解决的，要注明时间、地点、参加人、解决问题的方法与结果等。

履行注办手续，标志着收文处理程序已经结束。然后，要根据医科文书办结文件的不同情况，对医科文书办结文件进行分门别类的处理。

四、医科文书办结文件的处理

医科文书办结文件即指在发文和收文处理程序中已经履行完各种手续的文件。这些医科文书的处理程序虽然结束了，但是还要在一定的时期内发挥作用。相当一部分医科文书要永久保存下去，以备日后查考利用。因此，对医科文书办结文件也要进行妥善处理。办结文件的处理工作，包括医科文书办结文件的清退、销毁、暂存、立卷与归档等。

（一）医科文书办结文件的清退

医科文书办结文件的清退，是指将医科文书办结文件退还原发文单位或由其指定的其他单位，目的在于保证机密文件信息的安全，避免发生丢失、失密、泄密现象。

1. 清退范围

（1）上级单位下发的标有密级的医科文书（下级单位报送的标有密级的文件，一般不予退还，由上级单位销毁或暂存备查）。

（2）发文单位明确要求限期清退的内部医科文书。

（3）在一定范围内讨论修改或征求意见使用的医科文稿、校样或未经领导人审阅的讲话稿。

（4）需要清退的会议文件。

（5）调离岗位的工作人员在原职位中保存的医科文书。

（6）供本单位内部领导传阅的医科文书。

（7）有重大错情或被明令撤销的医科文书。

2. 清退方法

（1）对上级单位下发的注明清退日期的绝密文件及其他医科文书办结文件，应由机要部门或文秘部门按时退还发文单位。清退时应在表3－9上注明清退日期和清退编号。

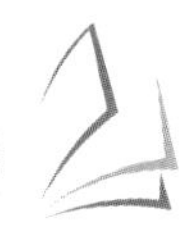

表3－9　××省××医院行政办公室医科文书办结文件清退清单

清退单位名称：　　　　　　　　　　　　　　　　　　　清退日期：

序号	发文单位	发文字号	文书标题	份数	密级	备注

清退人签字：　　　　　　　　　　　　　　　　　　　　收文人签字：

（2）对于未注明清退要求的重要医科文书办结文件，文秘部门应主动与发文单位联系，按发文单位的意见处理。传阅后需要清退的医科文书办结文件，在送领导人和有关部门传阅时，应限定阅文时间，阅毕及时清退。

（3）需要清退的会议文件，由会务人员按照应退文件目录，通知参会人员及时清退。

（4）本单位内部发出的征求意见稿，由文件承办人或文秘人员直接清退。外单位的征求意见稿，由本单位文秘部门定期或不定期地统一清退。

（5）需要清退的医科文书办结文件应妥善保管，任何人不得私自翻印、摘录、复印。清退医科文书办结文件时，应认真清点，防止夹带其他文件。交接双方要履行交接手续，填写一式两份的医科文书办结文件清退清单，清点核对后双方文秘人员签注姓名和时间。

（二）医科文书办结文件的销毁

日常工作中产生大量医科文书办结文件。一些医科文书办结文件处理完毕后不仅失去现行效用，而且无继续保存的必要。为了防止公务信息失密，减少医科文书管理的负担，对已不具备留存价值的医科文件应当销毁处理，如粉碎、化浆、焚烧等。

1．销毁文件的范围

（1）重份文件、多余的复印件。

（2）外单位抄送本单位参考或本单位内部互相抄送的一般性医科文件。

（3）临时性、事务性医科文件。

（4）外出参加会议带回的无留存价值的医科文件。

（5）一般医科文件的草稿、校样与其他已使用过的会议讨论稿、征求意见稿等。

（6）一般性的群众来信与来访记录以及无保存价值的信封。

（7）不销毁即容易失密或泄密造成严重损失的各种医科文件。

（8）无保存价值的统计报表、登记簿册、简报等。

2. 销毁医科文书办结文件的审批权限与手续

销毁医科文书办结文件必须经有关领导批准，并且履行相应手续后方可进行。未经审批，任何部门和个人均不得私自销毁医科文书办结文件。销毁医科文书办结文件一般的权限职责与相关手续如下。

（1）销毁秘密医科文书办结文件及重要医科文书办结文件，应填写医科文书办结文件销毁清单，由各单位文秘部门负责人审核，并报单位保密部门与分管领导人批准。

（2）销毁一般医科文书办结文件，由文秘部门与业务部门负责人审核，经单位保密部门批准，定期销毁。

（3）销毁计算机储存的医科文书办结文件，应经有关部门或领导人审查批准。

（4）销毁医科文书办结文件时，至少有2人监销，并直至文件确已彻底销毁方可离开现场。销毁秘密医科文书办结文件时，要严加保密，防止失密与泄密。

（三）医科文件的暂存

医科文件的暂存，是指无须整理立卷或清退又不宜立即销毁的医科文件，仍需要再留存一定时期以备查用。这些医科文件暂存一段时间，既便于日常工作的查考，又可减轻业务部门频繁查找归档文件带给档案部门的压力，还能节约人力和时间。对于暂存的医科文件，应当划定一个合适的范围。凡不需要立卷归档或清退、对本单位工作仍有一定参考利用价值的医科文件，均可列入暂存文件范围，包括以下医科文件。

（1）频繁查阅的已立卷归档医科文件的重份文本与复印本等。

（2）具有参考价值的医科文件、简报等。

（3）反映一般情况的医科文件、报表等。

（4）一时难以准确判定是否需要留存或销毁的医科文件等。

暂存医科文件应由各单位的文秘部门集中保管，并按一定方法加以管理。常用的暂存医科文件，可以按照立卷方法整理组卷，或置于卷宗内妥善存放，防止散失。为便于日常查用，可以编制简便的案卷目录或文件目录。在提供利用时，也要建立必要的借阅制度，严格办理借阅登记手续。

对于暂存文件要定期进行清理。对于经过一定时期的检验、确实有保存价值的医科文件，要重新归档保存；对于涉密医科文件要做好保密、降密或解密工作；对于不再需要查考利用的医科文件，要剔除销毁。

（四）医科文件的立卷与归档

很多文件在办理完毕后，应当按照一定的要求和方法分门别类地整理，并向法定的保管部门移交、归档。医科文件的立卷与归档将在“第四章　医科文书的立卷归档”中详述。

第四章　医科文书的立卷归档

医科文书结束现行效用后，其中的大多数医科文书都需要按照一定的方式进行系统管理，被移交到法定的档案管理部门长久地保管。本章在此阐述文书立卷工作的要求与方法。

第一节　医科文书立卷

一、医科文书立卷的内容和原则

（一）医科文书立卷的涵义与内容

医科文书立卷是指由单位的办公室人员（秘书人员）对处理完毕的具有查考利用价值的医科文书（即文件），按照其在形成过程中的联系和规律进行系统整理并组成案卷的工作。这是保管文件的方法。医科文书立卷这个过程包括文件的集中、价值鉴定、分类组卷、卷内文件整理编目、填写案卷封面、案卷的排列、编制案卷目录等。通过这一系列环节，最后才能够形成符合归档要求的案卷。

（二）医科文书立卷的原则

1. 保持医科文书之间的历史联系

医科文书之间的历史联系是指医科文书在形成和处理过程中所构成的联系。医科文书立卷工作使一组医科文件或案卷成为再现历史的载体，便于查考利用。此为医科文书立卷的一个重要的功能。

2. 便于医科文书的保管和利用

医科文书立卷不单纯是为了保管，更重要的是便于日后的查考和利用。因而，医科文书立卷要便于保管和利用。

（1）区别医科文书的保管期限立卷。根据 2006 年 12 月 18 日国家档案局第 8 号令的有关规定，文件的保管期限分为永久、定期（30 年、10 年）2 种。为了妥善保管具有长远保存价值的医科文书，也为了以后对到期医科文书的价值复审和剔除无价值医科文书的工作创造条件，医科文书立卷时，应该在保持医科文书之间历史联系的前提下，将相同保管期限的医科文书组成一卷。

（2）区别医科文书的密级立卷。医科文书的密级影响利用范围，若将不同密级的医科文书组织在一个案卷中，在保管和利用时难以按照规定的权限进行控制。因此，立卷时应该在考虑医科文书之间历史联系的同时，应将属于相同密级的医科文书组成一卷。

（3）区别医科文书的载体形态立卷。不同载体的医科文书对装具和保管环境有不同

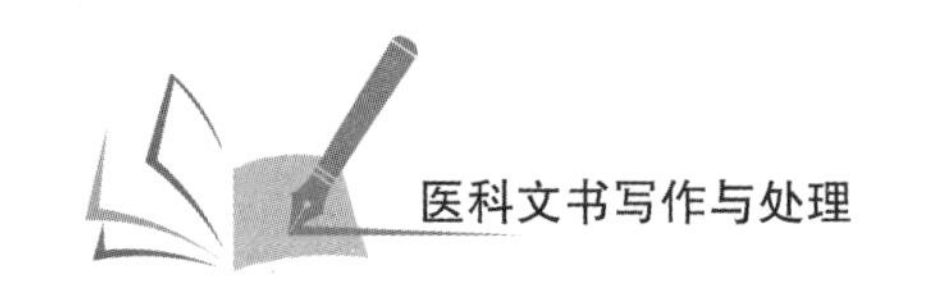

要求。因此，医科文书立卷时应该区别文件的不同载体形态，如纸张、照片、录音、录像、影片、光盘、计算机磁盘等，分别进行整理、立卷，便于查考利用。

（4）适当考虑医科文书的数量立卷。档案行政管理机关规定：案卷卷背的厚度为10 mm、15 mm和20 mm；卷盒的高度为30 mm、40 mm和50 mm。实际上它们也是案卷的厚度标准。为了便于查阅和保管文件，立卷时应当在保持医科文书历史联系的前提下，使卷内文件数量和案卷薄厚程度符合上述规定。

保持医科文书之间的历史联系与便于保管和利用，这两个方面的要求相互关联、相互制约。医科文书立卷时，具体情况十分复杂。为了准确把握和运用立卷原则，需要根据医科文书的实际灵活采用多种方法，做到保持医科文书之间的历史联系与便于保管和利用原则和谐地实现，使组成的案卷从内容到形式都符合质量要求。

二、医科文书立卷的组织与准备工作

（一）医科文书立卷的承担者

根据各机关的情况，医科文书立卷的承担者有2种。

1．文秘人员

机关内部各部门处理完毕的医科文书，均被清退到办公室，由该部门的文秘人员负责立卷工作。一些内部机构少的小型机关，立卷工作由专职或兼职的文秘人员承担。

2．各职能部门及其专兼职文秘人员

根据分工范围，由办公室与各职能部门及其专兼职文秘人员分别承担本部门的立卷工作。例如，办公室负责方针政策性、全面性、重大问题的医科文件及以机关名义发出的医科文件的立卷；教育、宣教、科研、医疗和卫生等专门职能部门负责业务性文件的立卷。

除了上述2种立卷形式外，单位内部的会计、统计、人事、科研、保卫等部门形成的业务文书，出于特殊要求，可以采取单独立卷的方式。

（二）医科文书立卷的范围

1．如何确定医科文书立卷范围

概括而言，凡是反映本机关工作活动、办理完毕、具有查考价值的医科文书都需要立卷。确定立卷范围，要明确以下几个方面的要求。

（1）反映本机关主要职能活动和基本面貌的医科文书是立卷的重点。主要职能活动是一个机关社会分工的体现。反映本机关主要职能活动的医科文书，是证实本机关的存在及其活动状况的独一无二的历史证据，无论从本机关工作查证的角度，还是从社会利用的角度来看，都是非常重要的材料，需要予以保存。属于反映主要职能活动和基本面貌的医科文书如下。

A．上级针对本机关工作的领导性、指导性医科文书，与本机关主要职能活动有关的需要贯彻执行或参照办理的医科文书。

B．本机关医科文书中涉及机构成立、调整、撤销、更名、启用印信的医科文书；

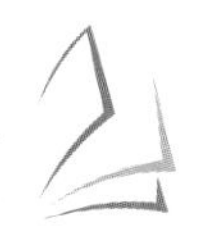

召开重要会议的议程、讲话、报告、记录、决议等医科文书；工作计划、总结、决定、报告、请示、统计报表等；医疗、公共卫生政策、医政管理等业务医科文书；职工和干部录用、任免、评聘、奖惩、离退休、死亡等医科文书；历史沿革、大事记、报刊报道文章、照片、录音、录像材料；本机关编印的出版物原稿及图表、簿册等医科文书。

C. 下级机关呈送本机关的请示、报告、总结和统计材料等。

D. 同级或不相隶属机关来文中与本机关主要职能活动相关，具有依据或参考价值的医科文书等。

（2）纳入立卷范围的医科文书的形态和记录方式多种多样。医科文书是一种主要的办事和传递信息的工具，除纸质文件之外，还会相应地形成照片、录音、录像材料等其他形态的医科文件，特别是在计算机和网络化办公环境中产生的电子文件越来越多，其与传统的纸质文件共同记录了机关的工作活动情况，因此，立卷范围不仅仅指医科文书。反映本机关主要职能活动和基本面貌的具有查考利用价值的各种载体形态和记录方式的医科文书，都要纳入立卷范围。

（3）应全面衡量文件的价值。医科文书立卷归档的主要目的如下。

A. 具有查考利用价值的各种载体形态和记录方式的医科文书，均应纳入立卷范围供本机关查考利用。

B. 为国家积累历史文化财富，供社会利用。

因此，在确定立卷范围时，既要从自身利用角度分析文件价值，又要从国家和社会的长远需要角度考虑文件价值。将现实需要与长远需要、局部需要与全局需要结合起来，全面衡量文件的价值，做到立卷范围科学合理。

2. 不属于立卷范围的医科文书

国家档案局规定了不需要立卷归档文件材料的范围，同样适用于医科文书。

（1）上级机关任免、奖惩非本机关工作人员的文件，普发供参考、不需要办理的文件，供工作参考的抄件，征求意见的未定稿，等等。

（2）本机关文件中的重份文件，无查考利用价值的事务性、临时性文件（如节假日休假通知等）。

（3）未经会议讨论和领导审阅签发的未经生效的文件、电报草稿，一般性文件的历次修改稿（重要法规性文件的修改稿和文件的定稿除外）、铅印文件的各次校对稿（主要领导人亲笔修改稿和负责人签字的最后定稿除外）。

（4）从正式文件、电报上摘录的供工作参考的非证明材料，无特殊保存价值的信封，等等。

（5）提出一般性建议或意见的群众来信。

（6）单位内部互相抄送的文件材料、介绍信等。

（7）本机关负责人兼任外机关职务形成的与本机关无关的文件，为参考而从各方面收集的文件。

对不需要立卷归档的医科文书的处置有两种方法：一种是销毁处理；另一种是将少部分文件暂时留作参考资料，一定时期后予以销毁。

（三）医科文书立卷方案

医科文书立卷方案是对医科文书实体进行分类和组卷时所参照的作业指导书，直接表达本机关文件构成和案卷成分，是医科文秘人员进行文件分类和组卷的蓝图。医科文书立卷方案包括文件分类表和立卷类目两个部分。医科文书立卷方案分为同系统单位立卷方案、同类型机关立卷方案和本机关立卷方案等几种类型。

为了确保医科文书立卷方案准确地反映本机关文件产生的实际情况，编制立卷方案的工作应在办公室的主持下吸收文秘部门和档案部门的人员参加。在方案编制过程中和方案初步形成后，要广泛地征求业务部门的意见，最后由办公室负责人审定，报机关领导人批准后执行。

1. 编制立卷方案前的调研工作

医科文书立卷方案是各个机关根据立卷的原则和要求，结合自身的工作情况事先编制出来的指导性文件。为了保证其可行性和可操作性，编制医科文书立卷方案之前，有关编制医科文书立卷方案人员要就以下问题，收集资料，展开调研。

（1）机关内部组织机构的设置情况，包括数量、层次和职责等。

（2）机关工作情况，包括职权范围、主要职能、工作内容、隶属关系等。

（3）机关文件的情况，包括文件的来源、种类、数量、价值等。

（4）机关的医科文书工作情况，包括医科文书工作的组织模式、医科文件运转处理情况、医科文书和档案工作的相关制度等。

2. 医科文件分类表的编制

医科文件分类表也被称为分类方案，其以文字或图表的形式显示各种类型文件的分类体系。医科文件分类表明确了医科文件的归类标准、类与类之间的关系以及类目的层次，能够帮助医科文书立卷人员快速而准确地判断医科文件的所属类别和归类。

（1）分类和组卷。在医科文件从零散状态到组成案卷的过程中，要做好医科文件的分类和组卷工作。分类是根据文件之间的异同，通过建立某种分类标志，将医科文件分为各个类别，以便人们了解一个机关工作活动的基本框架。组卷是在分类之后，对各个类别内的文件进行系统化组织。组卷的目的是建立文件之间的联系，使人们通过案卷内具有内在联系的有次序的医科文件，看到工作活动的实际情况。

（2）选择适宜的分类方法。医科文件的类别可以由几个层次构成。一般而言，医科文件应首先按照载体门类进行区分，即按纸张、照片、录音、录像、光盘、计算机磁盘等不同载体分类。必要时，在载体门类下可以按照专业门类将文件区分开来，如按骨科、妇科、产科、耳鼻喉科、病理科、检验科等进行分类。区别门类后，就需要对各种文件进行具体的分类。目前最常用的分类方法主要有 3 种：年度分类法、组织机构分类法和问题分类法。

年度分类法是按照医科文件形成的自然年度或专门年度将之归入相应类别。例如，2019 年类指 2019 年形成的文件。由于文件形成的年度界限十分明显，因此，许多机关通常将年度分类法作为归档文件的第一级分类，一个年度的文件自然成为一个类别。

组织机构分类法是以单位内部组织机构名称为分类标志，将医科文件分成各个类

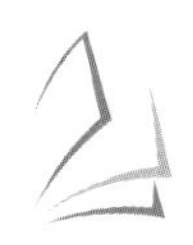

别。采用组织机构分类法时，类别顺序即按照内部机构的序列排列。能否采用组织机构分类法，取决于内部机构设置和医科文件的情况。如果内部机构数量少且经常变动，或者医科文件数量较少，则不宜采用组织机构分类法。

问题分类法是以医科文件内容属性为标准进行分类。这是一种逻辑分类方法。该类别的顺序通常是：首位类别为“综合类”，后位类别按照问题的重要程度排列，将涉及单位全面工作或主要职能活动的类别排列在靠前的位置。

（3）医科文件分类表的结构。医科文件分类表一般由类目体系、类号和注释组成。

类目体系用来表示一个单位全部文件的类别构成，可以用框图或文字说明的方式表达。框图式分类表直观明了，容易识别；文字式分类表说明详尽，指示清楚，容易理解。在编制时两种方法可以互补。

类号是类别的代码，起固定和指代文件类别的作用。类号采用多重编号的方法，即每个类别层次都赋予一套编号，每个层次的号码之间用标识符号“.”进行间隔，则形成了一个文件类别号码系统。

注释是对于文件类别设置的原则、方法、结构、编号方法及文件归类办法等问题的文字说明，以帮助立卷人员正确地理解和使用分类表。

3. 医科文书立卷类目的编制

医科文书立卷类目是按照立卷的要求与方法拟制出的具体的组卷规划。其功能是具体表明哪些文件适于组卷，最终构成类别之下的案卷组织体系。医科文书立卷类目的基本结构如下。

（1）条款。条款是每个类别下面所拟定的案卷题名，也就是具有密切联系、应组成1个案卷的1组文件的名称。条款起着组卷标志的作用。

条款的表示方法通常是“责任者（作者）+问题（内容）+文件名称（文种）”，如“××医院办公会记录”“××医院第×届职工代表大会会议报告、讲话”“××大学公共卫生学院关于外派教师学术交流的决定、报告”“××大学遗传学研究所××××年工作计划、总结”。

条款既然是组卷的指导和参照，条款拟制中对问题的界定程度和表达方式，就会直接影响其应用效果。

从条款对问题的界定程度来说，组卷一般是以一个具体的工作、活动、事件等为标志来界定案卷的组成，如一个会议的文件、处理一个事故的文件、组织一项活动的文件等各自组成案卷；亦可将一方面工作作为一个组卷的标志，界定有关的文件，如××大学关于科研管理的规定、决定等，即属这种情况。因此，在拟制条款时应根据各个单位工作和文件的情况，经过分析和归纳后制定条款。

就条款表达方式来说，要简要地揭示一组文件的作者、问题和名称。在问题的表达上，既要指明问题范围，不能笼统，又要避免罗列文件标题。

在制定立卷类目条款时，应该注意区分文件的不同保管期限。其方法是：根据相关的文件保管期限的规定，尽量将有关联的、属于相同保管期限的文件列入一个条款，并在条款后面标明其保管期限。

（2）条款号。条款号是条款经排列固定其次序之后的编号。条款号与分类号共同构

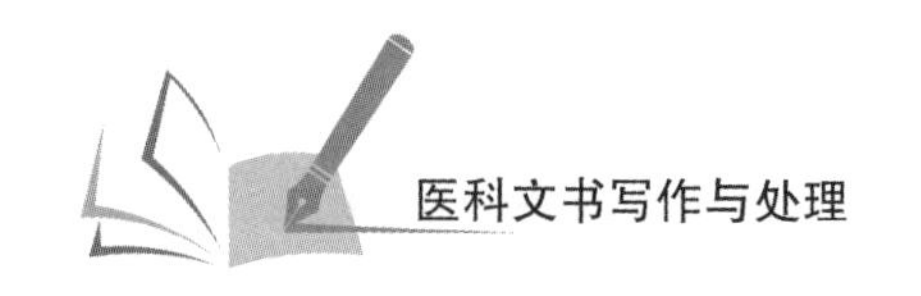

成文书处理号，成为文件管理和利用过程中的代号。

在编制条款号之前，需要对条款进行排列。条款排列的规则是：在各类之下按照重要程度排列条款，即先排列反映全局性工作、具有领导性和指导性的案卷的条款，再依次排列其他条款。

为了比较好地处理条款号与分类号之间的关系，一般情况下，条款号采用按类单独编制流水号的方法，即每个类别下的案卷条款都从“1”起始编号（表4－1）。

表4－1　××医院立卷类目

条款号	期限
1. 办公室类	—
1.1　院长办公会记录	永久
1.2　医院规章制度	永久
1.3　医院工作计划、总结	永久
1.4　……	—
2. 人事部类	—
2.1　人事工作会议文件	定期
2.2　员工招聘计划、报告	定期
2.3　员工考核规定、标准	定期
2.4　……	—
3. 财务部类	—

文件分类表与立卷类目是2个相互关联的立卷指导性文件，在文件数量不多、分类体系比较简单的情况下，也可以合并编制。

医科文书立卷方案一经编制执行后，就应保持相对的稳定性，不宜频繁变动。因此，在编制立卷方案时不仅要考虑本单位或本系统当前的情况，还要预计到今后的发展，在类目和案卷条款设置上留有一定余地。

（四）医科文书立卷的业务指导与监督责任

医科文书立卷归档是医科文书工作的最终环节，其成果直接由档案管理工作继承，档案工作部门特别关注医科文书立卷归档的质量。为了使文书立卷工作与档案工作实现良好的互动和衔接，保证立卷质量符合档案管理的要求，以利于档案的积累和长久保管，我国实行档案部门或人员对文书立卷归档工作进行业务指导和监督的制度。

档案部门或人员对立卷归档工作的业务指导和监督职责主要是：贯彻国家关于档案工作的法律、法规和业务标准，参与制定本单位的文书立卷归档制度和立卷方案等文书工作业务文件，协助本单位做好文书立卷的组织与管理工作，对立卷操作进行业务指导，解决立卷中出现的疑难问题，对立卷文件的完整程度、价值判定、文件归类、组卷、案卷编目等环节的质量进行检查。

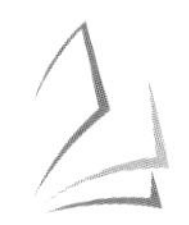

三、医科文书立卷的方法

（一）医科文件集中

医科文件集中是指文件在办理完毕以后，医科文书部门将其集中管理。目的在于：一是便于机关日常工作的查阅；二是利于维护医科文件的完整与安全。医科文件集中的方法和步骤如下。

1. 收集医科文件

一个机关的医科文件的来源主要有三个方面：发文、收文和产生内部文件。医科文秘人员可以根据收发登记收集医科文件。对于机关一些“账外文件”，如领导或其他业务人员外出开会带回的文件，以及各种记录性文件、统计报表、契约类文件、音像文件等。医科文秘人员应与有关人员联系，及时将医科文件收回。

2. 平时归卷

平时归卷是指医科文秘人员根据立卷方案，将处理完毕的医科文件随时或定期收集起来，进行初步分类并归入卷宗的工作。平时归卷的做法等于将医科文件的收集、分类、组卷工作分解到平时，以减轻年终集中立卷的压力，有助于提高立卷效率和质量。平时归卷的工作程序如下。

（1）准备工作。医科文秘人员在每年年初要准备必要的文件装具，如文件夹、文件盒、文件柜等，并且根据医科立卷方案将类目名称、案卷条款、顺序号等分别标写于装具上。

（2）收集医科文件。文秘人员要利用催办、清退等环节，及时收回办理完毕的文件，并注意文件收集的完整性，如医科文件正文与附件、请示与批复、定稿与正本、纸质文件与相关的其他载体的医科文件等，应收集齐全。

（3）归卷。医科文秘人员对于收集起来的文件，要随时或定期进行归卷。应该说明的是：归卷还不是立卷，只是把办理完毕的医科文件集中保存于装具之中，尚未形成最终的案卷。

在相对独立的活动中形成的医科文件，如会议文件、专题活动的医科文件等，在活动结束后不再形成新的医科文件。这些医科文件经鉴定后可以在收集齐全之后直接立卷。

3. 年终调整定卷

年终调整定卷是指文秘人员在一年工作结束之后，对平时归卷的医科文件进行全面的检查、调整、排序与编目，最后确定组成。其工作内容如下。

（1）检查归卷医科文件是否完整。重点从卷医科内文件成分的完整与实体的完好两个方面检查。卷内医科文件成分的完整是指归卷医科文件应有的材料，如请示与批复、正文与附件等要齐全，如有缺少则需要查找、补齐。同时，要剔除重份医科文件、无保存价值的医科文件等。卷内医科文件的实体状况是指其载体及书写材料是否受损、被污染等。若医科文件实体安全存在问题，要及时采取措施补救。

（2）检查归卷医科文件的质量。归卷医科文件的质量是指医科文件归类、组卷是否符合立卷原则，有无归类和组卷不当、保管期限不当及卷医科内文件的数量不合适等现象。若发现问题应及时进行调整。

（二）医科文件归类

医科文件归类是指按照分类表的规定，将医科文件实体归入各个类别。不同的分类方法，在文件归类时有不同的操作要求。

1. 按年度分类法归类

医科文书按年度归类在时间上的起止日期是每年的1月1日至12月31日；归类时通常是根据医科文书上标明的日期将其归入所属的年度，不同年度的医科文书不能归入一类。由于各文种的医科文书在形成、处理的具体过程中有所不同，致使一些种类的医科文书存在2个或更多的日期，有的日期还可能属于不同的年度。对此，在按年度归类中采取的处理方法如下。

（1）医科文书一般以制发日期（落款日期）为准归类，如命令、公告、决定、通知、通告、通报等。法律法规性医科文书一般以批准、通过或生效日期为准归类。

（2）计划、总结、预算、决算、统计报表等医科文书，其内容所针对的日期与制发日期属于不同年度时，应归入内容针对的年度中。例如，2018年的工作总结完成于2019年年初，但其应归入内容所针对的2018年度。

（3）内容涉及跨年度的计划、总结、预算、决算、报表类医科文书，计划、预算应归入其内容针对的开始年度，总结、决算应归入其内容针对的结束年度。例如，《××大学药学院2018—2019年工作计划》，应归入2018年度。

（4）计划和总结合一的医科文书，应按其内容的侧重点归入所针对的年度。

（5）跨年度的会议医科文书，应归入会议开幕的年度。

（6）跨年度的来往医科文书，如请示与批复、询问函与复函等，按照收文日期所属的年度归类。

（7）跨年度的非诉讼案件的医科文书，应按结案的年度归类。

（8）跨年度的基建工程文书、科研项目文书，应按工程竣工和项目验收的年度归类。

机关的多数医科文书按自然年度分类。还有一些专业文件则按照专门年度运行分类。以学校的医科文书归类为例，学校的日常行政管理工作按正常年度进行，教学年度以每年的9月1日至次年的8月31日为1个学年。那么，进行医科文件归类时，将1个自然年度的文件与本学年教学文书合并为一类，即2019年与2018—2019学年为一类，以此类推。

2. 按组织机构分类法归类

按组织机构归类的关键是确认医科文件的制发与承办部门，即医科文件由哪个机构制发或承办，就归入哪个机构类别中。医科文件按组织机构归类的方法如下。

（1）对于发文，以医科文件上的发文名义为标志归类。

（2）对于收文，应归入承办部门的类别。一般的做法是将全局性、综合性、领导性的文件归入办公室类，业务性文件归入对口机构的类别中。

（3）对于几个部门共同承办的医科文书，则归入牵头机构或最后经办机构的类

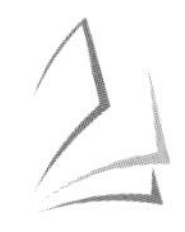

别中。

（4）对于以机关名义召开的综合性会议医科文书，归入办公室类；以机关的名义召开的专业性会议文件，归入对口的业务部门的类别。

（5）对于机关领导和各部门人员外出参加会议带回的医科文书，全局性的要归入办公室类；业务性的要归入对口部门的类别。

3. 按问题分类法归类

由于医科文书涉及的内容比较复杂，按问题归类的难度较大。为了便于医科文书归类，统一立卷人员的认识，应编制归类规则，以指导文件归类工作。归类规则应包括对类别涵义的解释、识别和认定文件内容类别的方法、多类别属性医科文书的归类与互见方法、类别属性不明或理解上有分歧的医科文书归类的处置办法等。

（三）医科文书组卷方法

1. 特征组卷法

（1）按作者特征组卷。按作者特征组卷，是将同一作者制发的医科文书组合成案卷。例如，有《××市教委××××年高校招生工作的通知》《××医科大学关于修订教学计划的意见》《××医科大学关于开展校际学术交流的决定》《××医科大学关于课程建设的计划》《××医科大学关于考试管理的规定》《××医科大学关于专业建设的总结》这6份医科文书，如果按作者特征组卷，应剔除第1份和第3份医科文书，保留其余4份医科文书，组成“××医科大学关于教学管理的规定、计划、总结”这个案卷。

（2）按问题特征组卷。按问题特征组卷，是将反映同一事件、案件、人物、业务或同一工作性质的医科文书组成案卷。例如，“关于李××违反校纪问题的处理决定”，是将同一个案件的医科文书组成案卷；“关于医科学院学科建设经验交流会文件”，是将一个会议的医科文件组成案卷；“关于临床医学教学管理的规定、决定”，是将同一性质工作的医科文件组成案卷。按问题特征组卷能够比较集中、系统地反映某一个问题或某一方面工作的发展、变化过程，体现医科文件的密切联系。便于人们按照专题查找和利用医科文件，是组卷时常用的一个特征。

（3）按时间特征组卷。时间特征即文件的形成时间或文件内容所针对的时间。按时间特征组卷，是将同一个年度或同一时期的文件组合成案卷。例如，“关于××××年××大学××医学院工作计划、总结”，是将在内容上针对同一个年度的医科文件组成案卷；“××××年1—6月××医院联席办公会记录”，是将一个年度内的同一时期的医科文件组成案卷。按时间特征组卷有利于保持医科文件在时间上的联系，能够反映单位各个时期工作活动的变化情况，便于按照时间线索查询医科文件。

（4）按医科文件名称特征组卷。按医科文件名称特征组卷，是将名称相同或相近的医科文件组成案卷，如“××大学药学院关于岗位聘任的规定”。

在运用文件名称立卷时应该注意：一些情况下，相同名称文件的内容可能存在很大差别。例如，通知既有指示性、规定性的，又有一般事务性的。当文件内容差别较大时，单纯按名称特征组卷，不能很好地体现文件之间的有机联系。因此，按文件名称组卷通常需要结合文件的内容进行。

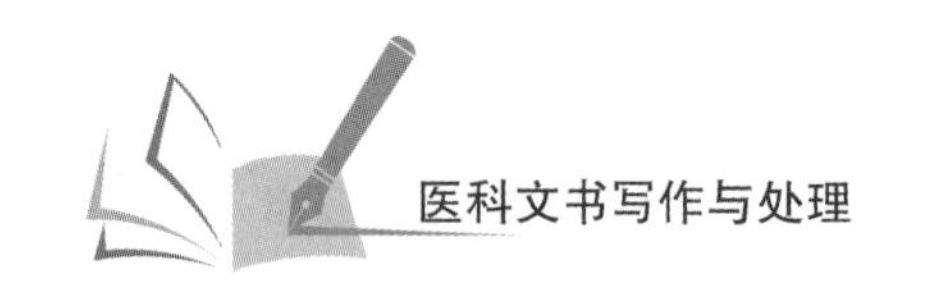

例如，对于《××医科大学××研究所××××年科研工作计划》《××医科大学××研究所关于加强学术交流的情况通报》《××医科大学××研究所××××年工作要点》《××医科大学××研究所关于聘任客座研究员的通知》《××医科大学××研究所××××年举办学术活动的安排》这5份文件，如果按名称特征组卷，应剔除第二份和第四份文件，将其余文件组成“××研究所关于××××年工作计划、要点”的案卷。

（5）按通信者特征组卷。按通信者特征组卷，是将本单位与某一单位之间就一定问题形成的往复医科文书组成案卷。例如，“我校××附属××防治中心××研究所与××公司关于技术开发问题的来往文书”，是将两个单位就技术开发问题的往复函件组成案卷。按通信者特征组卷能够集中反映双方单位对某一个工作问题的合作或处理情况，便于查找相关的依据和结果。

运用通信者特征组卷应该注意：一是通信者特征只限定两个单位之间就某个或某方面问题的往来医科文书；二是按通信者特征组卷，对医科文件名称的表达应使用“来往文书”这一特定术语，通常不使用“函”等具体文件的名称。

《××大学关于公共卫生学院营养学系学生实习问题给××公司的函》《××公司关于接收××大学关于公共卫生学院营养学系学生实习给××大学的复函》《××大学生物研究所关于科研成果转让问题给××公司的函》《××大学关于公共卫生学院营养学系学生实习安排给××公司的函》《××大学关于公共卫生学院营养学系学生实习管理问题给××公司的函》《××公司关于公共卫生学院营养学系学生实习安排给××大学的复函》中，若按通信者特征组卷，应剔除第三份医科文书，其余医科文书组成“××大学与××公司关于学生实习问题的来往文书”的案卷。

（6）按地区特征立卷。按地区特征立卷，是将内容涉及同一地区的医科文书组成案卷。

由于医科文书特征的多样性和医科文书之间的关系，组卷中会出现医科文书的多种组合方式。这就要求立卷人员正确分析和判断文件之间最为密切的关系，从而选出最佳组合方式组卷。

2. 单件或组件法

在计算机及网络技术应用于文档管理工作后，文件从形成阶段开始直到处理完毕，其相关数据如作者名、题名、时间、名称、密级、文号、类别、主题词等应相继进入计算机系统，并实现计算机自动化检索。在这样的技术条件下，文件只要保管位置确定、编号体系健全，无论采取何种组织方式，都可以迅速、准确地查找出来。于是，单件或组件法开始在一些机关的立卷工作中推行。

“单件”是指因某一事由形成的单份文件，即“一事一件”；“组件”是指围绕一个事由形成的一系列文件。单件或组件法在操作上已经取消严格意义上案卷的组织方法，而是分别按照时间顺序进行排列，装在卷盒内，编制件号，进行日常管理。

单件或组件法在较大程度上减少文书立卷的工作量，提高立卷工作效率。在利用方面，可以直接提供单份文件，利于文件的保密。应该注意的是：采用单件或组件法的前提是单位已经建立比较完整、稳定的计算机网络系统，并且采用适用的文件与档案管理软件。

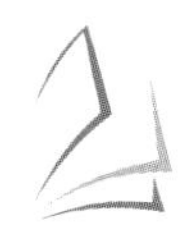

除上述两种组卷方法外，还有其他一些组卷方法，在此从略。

2000 年 12 月，国家档案局发布行业标准《归档文件整理规则》，推行“以件为单位”的立卷方式。其操作方法是：将归档文件按“件”装订后，按事由结合时间、重要程度等排列（会议文件、统计报表等成套性文件集中排列）；然后，编顺序号，装入档案盒，填写档案盒封面、盒脊及备考表项目。这种立卷方式需要借助计算机系统进行数据登记，才能便于日后的查找利用和管理。

3. 项目文件的立卷

不少医科单位有一些跨部门、跨单位、跨行业、跨地区及跨年度等周期较长的工程建设项目或科研项目，这些项目形成项目文件。

工程建设项目文件指在立项、审批、招投标、勘察、设计、施工、监理及竣工验收整个过程中形成的文字、图表、声像等形式的全部文件，包括项目前期文件、项目竣工文件和项目竣工验收文件等。按照国家的有关规定，工程建设项目所形成的全部文件在归档前应按档案管理的要求，由文件形成单位进行整理。组卷要遵循项目文件的形成规律和成套性特点，保持卷内文件的有机联系。

科研项目文件包括申报并承担的各类科研项目活动中形成的项目申请书、会议记录、研究成果的著作、研究报告、论文、图表、数据、声像、电子文件等各种载体形式的记录。可以将这些文件分为申报立项、研究、结题、最终成果四个阶段整理立卷。应该注意的是，一个项目的文件应在项目完成或结题后集中整理立卷。在整理过程中，应当查阅国家或行业有关的标准文件，按照相关文件的要求操作。

四、卷内文件的整理和编目

案卷的组成意味着卷内文件范围的确定，但是，文件之间的历史联系仍然不能充分地体现。为此，在案卷形成之后，需要对卷内文件进行排列、编号、编目等系统化整理工作。

（一）卷内文件的排列和编号

卷内文件排列的目的是建立文件之间的有机联系，以利于查找利用。卷内文件的排列方法主要有问题结合时间排列、作者结合时间排列、文件重要程度结合时间排列、地区结合时间排列等。其中，问题结合时间排列、作者结合时间排列、文件重要程度结合时间排列是常用的方法。

卷内文件排列完毕之后，为了固定文件的排列顺序，便于保护、统计和检索文件，需要为文件依次编定页号或件号。对卷内文件的编号要求如下。

（1）对于装订的案卷，凡有图文的页面，均须在每页文件正面的右上角、背面的左上角编写页号；空白页不编页号。

（2）对于不装订的案卷，要在每份文件首页的右上方加盖档号章，并编写件号；对每份文件都应编有页号，如果件内文件缺少页号，则应予以编写。

（3）卷内文件采用流水编号法，使用阿拉伯数字标写，应避免重号或漏号。

（二）填写卷内文件目录和备考表

1. 填写卷内文件目录

表4－2是揭示卷内文件内容和成分的一览表，要按照卷内文件的排列顺序填写，置于案卷的首页。

表4－2　卷内文件目录

顺序号	发文字号	责任者	文件题名	日期	页号	备注

表4－2各项目的填写方法如下。

（1）顺序号。按卷内每份文件排列顺序的编号填写。

（2）文号。按正本文件的发文字号填写。

（3）责任者。责任者即文件的作者，根据文件的署名填写；责任者不详者，立卷人员应进行考证，标明经考证确认的责任者名称，应外加“〔〕”，以示说明。

（4）题名。题名即文件标题，按文件的原有标题抄录；文件无标题或标题未揭示内容者，立卷人员应重新拟写；重拟题名应外加“〔〕”，以示说明。

（5）日期。使用阿拉伯数字填写文件形成日期，如2019.3.1；成文日期不明者，立卷人员应查明；标明经查明的成文日期，应外加“〔〕”，以示说明。

（6）页号。按卷内文件的所在页码填写。

（7）备注。备注是指对文件特殊情况的说明。

卷内文件目录可以制作一式三份：一份随案卷保存；一份存文书部门查阅；一份与案卷目录一起编成全引目录，供检索使用。

2. 填写卷内备考表

卷内备考表是用以注明卷内文件存在状况的表格，置于案卷的末页。

卷内备考表各项目的填写方法如下。

（1）本卷情况说明。卷内文件如果存在缺损、补充、移出、销毁等情况，应予填写。

（2）立卷人。立卷者签名。

（3）检查人。案卷质量检查者签名。

（4）立卷时间。填写立卷完成的日期。

（三）拟写案卷题名

案卷题名又被称为案卷标题，用以概括和揭示卷内文件的内容和成分，是识别、检索文件的重要标记，也是编制各种检索工具的重要依据。

1. 拟写案卷题名的要求

（1）拟写案卷题名要求政治观点正确。

（2）案卷题名揭示卷内文件内容要概括、准确，文字要精练；既不要罗列卷内文件的标题，也不要过于笼统和抽象；标题的字数以 20 ～ 30 个字为宜，一般不要超过 50 个字。

（3）案卷题名的结构要完整。案卷题名的基本结构为“作者 + 问题 + 名称”，如“××医科大学关于加强校园绿化工作的决定、方案”。当文件内容涉及地区、时间或通信者等立卷特征时，也应予以标明，其结构为“（地区）作者（通信者） +（时间）（地区）问题 + 名称”，如“××市属各医院 2018 年医务人员统计表”“××大学与××公司关于公共卫生学院营养学系学生培训问题的来往文书”。

2. 案卷题名各组成部分的标明方法

（1）标明责任者的方法。

A. 当卷内文件作者单一或不多时，应全部标出。

B. 卷内文件的作者较多，并属于同一系统或同一地区时，可以采用统称方式概括标明，如“××医药总公司所属各分公司”“××市各护士学校”。

C. 应使用全称或规范的简称。

D. 当卷内文件作者为领导人时，要标明其职务及姓名。

（2）标明问题的方法。

A. 由工作计划、总结、会议文件、统计报表等组成的案卷，其内容往往比较单一，应直接标明其内容。

B. 对于内容较多的案卷应用概括的方式揭示其主要内容，如果问题涉及的范围不同则采取只标明主要问题、省略次要问题的方法。

（3）标明文件名称的方法。

A. 当卷内文件成分单一时，直接标明文件名称。

B. 如果卷内包括若干文种，属于同类型文种，可以进行概括。例如，规定、办法、制度等可以概括为“规定”；属于不同类型文种，若能够全部标明则尽量标明，不能全部标明的则标明主要的文种。

C. 应按重要程度排列。

D. 可以酌情使用这些专用词语：

（A）“文件”。在标明由会议文件组成的案卷时使用，如“××医学院 2019 年第一次教学会议文件”。

（B）“材料”。在标明由随同正文的参考材料组成的案卷时使用，如“××护理学院关于毕业生就业情况调查材料”。

（C）“案卷”。在标明涉及一个案件、人物的文件组成的案卷时使用，如“××医院关于医院环境治理调查的案卷”。

（D）“来往文书”。在标明按通信者特征组成的案卷时使用。

（四）填写案卷封面

案卷封面能够系统显示案卷类别、内容、成分、价值、保管期限和检索号码，为文件管理、查找和利用提供比较完整的依据。案卷封面样式如图 4 – 1 所示。

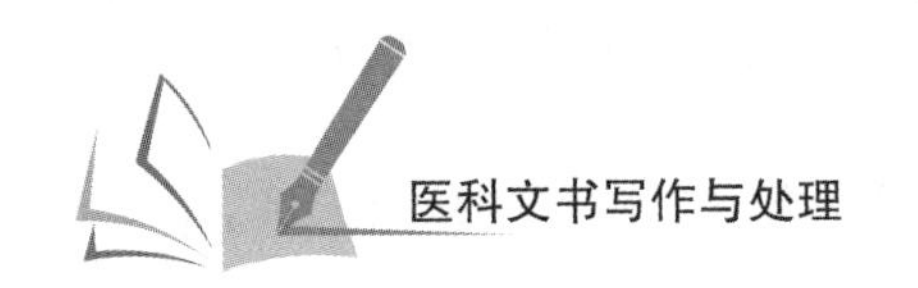

案卷封面的填写方法如下。

（1）全宗名称。填写立档单位的名称，使用全称或规范的简称。

（2）类目名称。填写该案卷所属类别的一级名称，如“办公室”“综合类”等。

（3）案卷题名。填写所拟写的案卷标题。

（4）时间。填写卷内文件的起止日期。

（5）保管期限。填写为该卷划定的保管期限。

（6）件（页）数。装订的案卷填写其总页数；不装订的案卷填写总件数。

（7）归档号。填写立卷方案中的类号和条款号。

（8）档号。档号是档案实体最基本的秩序号，包括全宗号、案卷目录号、案卷号。其中全宗号是档案馆赋予立档单位的，案卷目录号和案卷号是由单位的档案室编制的。

填写案卷封面要做到项目齐全、字迹工整，手工填写应使用毛笔或钢笔，也可使用计算机打印输出。

（全宗名称）

（类目名称）

（案卷题名）

自　　年　　月至　　年　　月	保管期限	
本卷共　　　件　　　页	归档号	

全宗号	案卷目录号	案卷号

图4－1　案卷封面样式

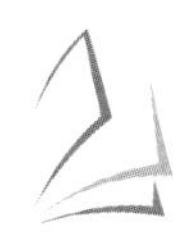

（五）案卷排列、编号和编制案卷目录

1. 案卷排列

案卷排列是指将案卷排列成一个有机整体，保持案卷之间的历史联系，以便于保管和利用。排列案卷的方法主要有：按照“组织机构—保管期限—问题”排列，按照“问题—时间”排列，按照“重要程度—时间”排列，按照“保管期限—组织机构—问题”排列。

2. 案卷编号

案卷号按照案卷排序编写，目的在于固定案卷位置。编号方法如下。

（1）所有案卷统一编流水号。

（2）按类别、年度或保管期限，分别从“1 号卷”开始编写，便于接续新归档或补充归档的案卷。

3. 编制案卷目录

案卷目录就是案卷名册。案卷目录应一式三份，供日常管理、使用和向档案室归档。

（1）案卷目录的作用如下。

A. 固定档案分类体系和案卷排序。

B. 揭示档案的内容和成分。

C. 宗卷目录是一种基本的检索工具，并为编制其他检索工具奠定了基础。

D. 作为一种基本的登记形式，宗卷目录是作为清点、检查和统计档案的依据。

（2）案卷目录的编制方法。案卷目录必须严格按照案卷的排列顺序登录条目，准确反映案卷号的顺序系统。

案卷目录的编制方法分为统编和分编两种。统编法是指一个年度只编制一本案卷目录；分编法是指一个年度的案卷按类别、保管期限等编制若干本案卷目录。编制完成案卷目录后，还要给每本目录编定一个案卷目录号（目录号），作为管理和检索标识。

（3）案卷目录的结构与内容。案卷目录均为簿册形式。因案卷目录使用频繁，应加硬质封皮。除封面、扉页、目次、序言、备考表外，目录主表采用表格形式。

A. 封面和扉页。封面和扉页由全宗号、目录号、目录名称、编制年月、编制单位等项目构成。

B. 目次。目次是指案卷目录中类目的索引，用于采用统编法编制案卷号的目录，而采用分编法编制案卷号的目录则无须设目次。目次应标明每一类的类名及所在的起止页号，也可同时标明案卷的起止卷号。

C. 序言或说明。序言或说明是对目录结构、编制方法、档案完整程度等情况进行简要说明的文字。

D. 简称对照表。目录中所用的名词简称与其全称的对照表为简称对照表。如果所用简称较少且为人们所熟知，则可不设此表。

E. 案卷目录表。案卷目录表是案卷目录的主体部分，用于逐卷登录案卷封面上的基本信息。每一案卷目录条目由案卷号、案卷题名、年度、保管期限、页数、备注等

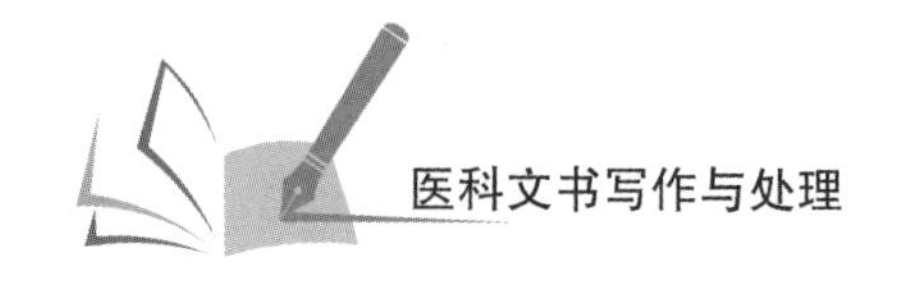

构成。

F. 备考表。将备考表置于目录最后，用于总结性地记录案卷目录及其所包括案卷的基本情况，如案卷总数量、立卷和保管情况等。

第二节 医科案卷归档

归档是指各单位将文书立卷的成果——案卷定期向档案室（馆）移交的工作。归档既是文秘部门将组成的案卷移交给档案部门的工作程序，又是文件转化为档案的标志。同时，归档也是国家积累档案财富的重要手段。《中华人民共和国档案法》第十条规定：对国家规定的应当立卷归档的材料，必须按照规定，定期向本单位档案机构或者档案工作人员移交，集中管理，任何个人不得据为己有。在单位工作中产生、处理完毕、具有保存价值的医科文书，经立卷归档正式移交给档案部门后，即转化为档案，进入档案管理阶段。

一、归档制度

归档制度是我国文书工作制度中的一个重要组成部分，其内容包括归档范围、归档时间和归档要求。

（一）归档范围

凡是反映本机关主要职能活动和基本历史面貌，具有查考利用价值的文件材料，均属归档范围。在文书立卷阶段经过调整定卷后的文件范围，都属于归档范围。

（二）归档时间

归档时间是指单位的文书部门向档案部门移交归档案卷的时间。根据国家档案局《机关档案工作业务建设规范》的规定，单位的文书部门或业务部门一般应在次年 6 月底前将案卷移交给档案部门。

（三）归档要求

归档要求是单位文书部门向档案部门移交案卷时应达到的质量要求，也是档案部门接收案卷时的验收标准。归档要求包括：

（1）归档的文件应齐全、完整。

（2）按照保持文件之间的历史联系，便于按保管和利用的要求分类立卷。

（3）卷内文件经过系统整理和编目。

（4）案卷封面填写清楚，案卷标题准确，案卷排列合理，编号无误。

（5）编制完整的案卷目录。

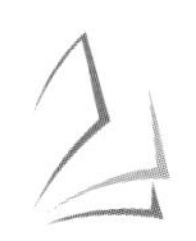

二、归档手续

归档手续即指文书部门向档案部门移交案卷时必须履行的交接手续。程序一般是：单位的档案部门首先依据案卷目录、卷内文件目录对案卷及卷内文件的数量进行核对和检查；同时根据归档要求检查案卷的质量。对不合格的案卷，档案部门有权要求案卷产生的部门重新返工整理。案卷检查合格后，填写案卷移交清单，双方履行签字手续。移交清单应一式三份，其中一份由文书部门或业务部门保存备查，另外两份保存在档案部门作为检索工具和全宗卷的材料。

第五章　各种信息载体的医科文书的处理

现代办公设备的广泛应用，大量非纸质载体的医科文书和与之相适应的信息记录与传递方式被使用，其具有独特的形成与运行规律，并要有着相应的管理方式方法实施管理。本章在此简述一些特殊类型文件的特点及对其实行管理的要求和方法。

第一节　电子文件的处理

一、电子文件

电子文件与纸质文件、音像文件共同构成社会组织的新的文件信息系统，也被引入医科文书的处理系统。

二、电子文件的形成、种类和特性

（一）电子文件的形成

最初的“电子文件”实际上是纸质文件的电子版本。计算机网络的出现，将众多数据库、资料库联结在一起，为电子文件的生成、制作提供了多样化途径，同时，也使电子文件具备电子传输通道，造就电子文件的网络环境。电子文件是在计算机网络上实现起草、审核、修改、签发、传递、办理、查阅、归档、保存等一系列运转过程。与此同时，电子文件可以通过多种形式出现，如电子文书、电子邮件、数码照片、多媒体文件等。电子文件是指在计算机网络环境中形成、传递和处理的文件。

（二）电子文件的种类

电子文件有以下几种分类方法。

1．按电子文件信息的形式划分

（1）文本文件。利用文字处理技术生成的文字文件、表格文件等，为文本文件。

（2）数据文件。以数据库形式存在的文件为数据文件。

（3）图形文件。运用计算机辅助设计或绘图等手段生成的静态图形文件为图形文件。

（4）图像文件。通过扫描仪等设备获得的静态图像文件为图像文件。

（5）影像文件。借助视频设备获得的动态图像文件为影像文件。

（6）声音文件。采用音频设备获得的音响文件为声音文件。

（7）命令文件。处理各种具体事务，用计算机编程语言所编写的应用程序文件，即

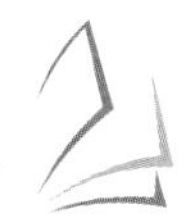

“软件”，为命令文件。

（8）多媒体文件。借助于计算机多媒体技术制成的由文本、图像、影像、声音等若干种文件合成的多种媒介的文件，为多媒体文件。

2. 按电子文件涉及的工作范围划分

（1）办公自动化文件。办公是公务运转的体现，办公自动化将办公过程中分散运行的信息形式集中于计算机网络系统中，其形式有：电子文书、电子邮件、日常管理文件、网上会议文件、记录公务活动的视听文件等。

（2）信息服务系统文件。信息服务系统的主要作用是向各类用户提供专门的信息服务。其所形成的电子文件信息有：数据库文件、要情及动态信息、各种专向信息。

（3）行业管理电子文件。行业管理是电子政务系统的重要部分，其借助于电子政务信息系统将政府的管理与服务职能构建于网络之上，使政府与管理对象通过网上交换信息来办理各项业务。行业管理所涉及的电子政务活动主要有登记、注册、审批、年检、交易、评估、申报、结算、支付、经济合同管理、人事管理、信息发布、政策咨询等。医科行业管理电子文件所涉及的电子政务活动的专业性更强，包括与医科的医疗、卫生、科研、教育、企业及其管理相关的电子管理文件。

（4）应急处理系统的电子文件。应急处理系统是为了及时有效地预防、报告、消除和抢救各种突发事故或自然灾害而设置，如医科文书中的有关公共卫生事件、疫情信息。

（5）公共服务系统的电子文件。公共服务系统的功能是为社会成员提供信息及办事服务。其为政府部门开设的对外窗口，所汇集的内容多种多样，包括医院诊治、医疗保险等。

以上各类电子文件并非独立系统，相反，它们在结构上彼此交错，相互联通，在公共服务平台上运作和传递。

（三）电子文件的特性

1. 电子文件具有公务信息的基本特征

电子文件同传统文件一样，都是在公务活动中因处理工作的需要产生的，不管其具体形式如何，均具备公务文件信息的基本特征——信息的原始性、凭证性、权威性、时效性，作者的法定性，以及传递渠道的正规性。电子文件信息以其特有的方式记录公务活动的内容和过程，不仅是现实工作的依据，而且是日后的历史记录。

2. 电子文件具有电子信息的技术特性

电子文件作为一种依赖于信息技术系统生成、运行、显示、保存的新型文件，还具有与传统纸质文件不同的技术特征：对计算机硬件及软件系统的依赖性、信息识读的间接性、信息与载体之间的可分离性、信息的可操作性和转换性、信息的集成性等。

三、电子文件的运行、处理方式与归档

电子文件的运行和处理是在统一的公务信息管理系统中进行的。文件信息产生、交

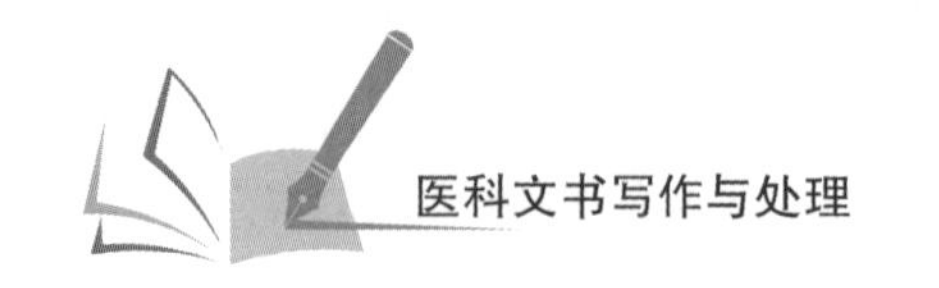

换、使用、处理的实时性、交互性强，文件信息又要按照各自来源、作用、目的以及价值建立相应的处理程序。因而，电子文件的运行、处理与归档均在专门开发的电子文件信息管理系统中进行。

（一）电子文件的运行与处理方式

1. 电子文件的运行与处理

电子文书特指在计算机网络上制发、传送和处理的通用和专用文书，如法规、命令、意见、通告、通知、公告、报表等。电子文件在形成上同传统文件一样具有权限规定，即有法定作者、遵守职权范围。电子文书是现行包括医科单位在内的机关工作中最常用的指挥、领导、沟通和协调手段。

电子文书的运行与处理程序按照机关工作规则和文书处理准确、及时、安全的要求建立，包括制作、审核、签发、签名、传递、接收、拟办、批办、承办、反馈、注办、登记、鉴定、归档等程序。电子文书的运行渠道主要是电子邮件系统，特别是通过内网，医科单位将一部分普发性文件或无特殊保密要求的文件上报下达。

2. 电子邮件的运行与管理

电子邮件是用户利用互联网传递信息的一种通信手段。从本质上看，电子邮件只是一种信息通道，其本身并不是制作电子文件的工具。然而，由于电子邮件的发送者将所要传递的信息以信体或附件的方式设置于平台上，因而，电子邮件中自然包含了发件人与收件人的基本信息，成为一种具有凭证作用的信息媒介。在公务活动中经电子邮件传输的文件主要有两种，一种是电子文书，另一种是非文书形式的工作信息。这两种形式的信息经电子邮件系统传递后，均应作为机关收文予以登记、分类方可进入处理程序。有些非文书形式的工作信息如果是事务性或临时性的，在接收、登记、处理之后可以予以删除。

3. 网上会议、电话会议文件的运行与管理

网上会议、电话会议形成的文件常以多媒体形式呈现，文字、声音、图像在信息交换过程中集于一体。这种文件难以采用传统的方式进行存储。为了保持网上会议或电话会议过程的完整性和真实性，必须在不同信息之间建立索引、互见等联系，并且在电子文书管理系统中为其设定登记、处理项目，将其纳入文书管理范畴。

4. 电子视听文件的运行与管理

电子视听文件一般是指使用数码摄像设备制作的影视资料，其原始信息存储在外设硬盘上，可以输入计算机显示、传输和存储。凡是记录公务活动的电子视听文件，无论其存储于何种载体之上，均应建立其形成背景数据，以便于识别、检索和利用。

5. 行业和公共服务系统电子文件的运行与管理

行业和公共服务系统的电子文件形式多样，实时交换性强。其中，有些属于电子文书；有些属于信访性质的文件；有些是正规的文件往返程序，如申请报表的登记与审批；有些则是一般的信息往来，如咨询过程。那些属于电子文书性质的文件，无论是文字形式，还是表格形式，在受理时都应进入相关部门的电子文书处理系统，作为正式文件处理和留存。属于信访性质的文件应该建立专门的登记、分类、提交、处理、反馈和

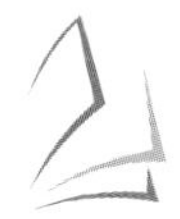

存储的区域和通道。属于咨询性质的一般信息，通常是以电子邮件方式往来，在经过接收、登记、解答之后，可以删除。

6. 数据库文件的运行与管理

数据库是对数据进行存储、处理和维护的软件系统。在电子政务环境中，数据库管理系统已经成为机构数据管理的主要平台之一，支持一些在前台工作的应用系统。在这些信息系统中，有些数据库数据能单独实现文件的功能，如统计报表；有些则作为文件的组成部分，如数据资料。通常情况下，数据库系统是机构信息系统的数据平台，如果成为电子文件或电子文件的组成部分，则是经过机关的应用信息系统得以执行的。数据库文件一经转化为现行可执行的电子文件，则进入机关的应用信息系统，就必然按照电子文件的处理程序运行和管理。因此，数据库电子文件的管理是机关应用信息系统与数据库管理系统两者的结合。

（二）电子文件的归档

1. 电子文件的归档范围

各个单位应依据国家档案局《机关文件材料归档范围和文书档案保管期限规定》及有关部门制定的科技文件和专门文件归档范围的规定，确定本单位电子文件的归档范围。在单位工作活动中形成的具有保存价值的办公文件、信息服务系统文件、行业管理电子文件、应急处理系统的电子文件和公共服务系统的电子文件，以及音像文件、计算机辅助设计文件、数据文件等，都应纳入归档范围。

2. 电子文件的归档方式

（1）物理归档。物理归档包括介质归档和网络归档两种方式。介质归档是指文书部门将电子文件下载到存储介质上移交给档案部门，网络归档是指将电子文件通过网络直接传输给档案部门进行存储。物理归档可以实现电子文件的集中管理，有利于保证电子文件的安全。

（2）逻辑归档。逻辑归档是指文件形成部门将归档电子文件的逻辑地址通知档案部门，从而使档案部门实施在网络上控制与管理电子文件的归档方式。经逻辑归档后的电子文件，一方面其物理存在位置不会改变；另一方面，文件形成部门可以利用该文件，但是不能对其进行修改和删除。

（3）“双套制”归档。“双套制”归档是指采取物理归档或逻辑归档的电子文件，同时制成纸质文件予以归档的方式。目前，采取“双套制”归档主要是为了应对计算机或网络系统出现意外故障时，可确保电子文件信息的完整性和真实性。

实行“双套制”归档并非要求单位将所有的电子文件都输出成为纸质文件，而主要对那些具有法律凭证作用的需要确保其安全、秘密和真实性的电子文件采取“双套制”的归档办法。

3. 电子文件的归档时间

电子文件的归档时间分为实时归档和定期归档两种情况。实时归档是指电子文件形成后即时归档；定期归档是指按规定的归档周期归档。一般情况下，通过计算机网络归档的电子文件应采取实时归档；介质归档可以采取定期归档。

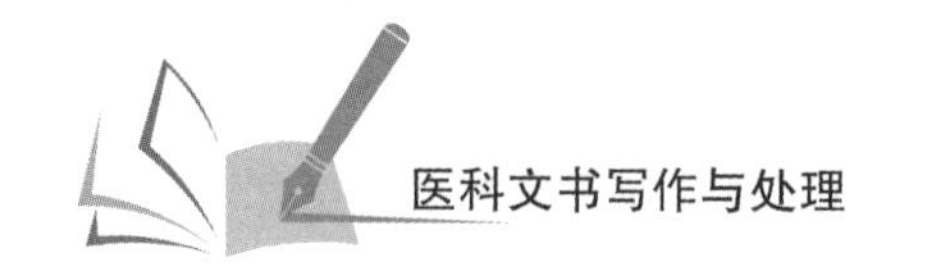

4. 电子文件的归档要求

（1）齐全完整。是指除了文件内容之外的软件、硬件环境信息的收集，如电子文件的设备、支持软件、版本、说明资料等。

（2）真实有效。归档的电子文件应该是经签发生效的定稿；图形文件如果经过更改，则应将最新的版本连同更改记录均予归档。

（3）整理编目。在电子文件归档前，文件形成部门应对文件载体进行整理，并在其包装盒表面粘贴说明性标签，对文件的形式和内容进行著录、登记等。归档时，应将有关的目录和登记表同时移交给档案部门。

5. 电子文件的归档手续

（1）进行技术鉴定。电子文件归档时要进行技术鉴定。技术鉴定内容包括文件的技术状况是否完好，支持软件、配套的纸质文件和登记表格是否完整等。应将检验的结果填写到电子档案接收检验登记表。

（2）履行归档手续。采用介质归档方式的电子文件，在对归档文件检验合格、清点无误后，移交的双方应在归档电子文件登记表、归档电子文件移交检验表、电子档案接收检验登记表上签字盖章。移交文件均一式两份，交接双方留存备查。

对于采用逻辑归档或网络归档方式的电子文件，首先由文件形成部门为文件赋予归档标识，然后提交给档案部门；档案部门再给已归档文件赋予档案管理标识，电子文件即成为电子档案。实行逻辑归档或网络归档时，计算机系统可自动生成归档电子文件登记表，打印输出后移交双方签字盖章留存备查。

采用“双套制”归档的纸质文件履行与纸质文书相同的归档手续。

四、电子文件的管理要求

（一）落实全程管理原则

电子文件的全程管理是指根据电子文件的特点和管理要求，建立从文件生成、流转、利用到保管（删除）全部运动过程的管理与监控的目标、程序与技术方法体系。其通过过程控制实现管理目标，将电子文件与电子档案的管理纳入一个完整的过程，完全符合在计算机网络中公务信息的运行规律，能够保证电子文件安全、有效的管理与利用。电子文件的全程管理需要适用的管理软件，各个单位应该根据自身的实际情况，科学地认识公务信息的管理流程，组织编制或者选择购买功能齐全的管理软件，以实现电子文件信息安全、有效的管理。

（二）注重文件环境信息

文件环境信息是指在文件生成过程中的工作、时空、技术等方面的客观存在，随着文件的产生和处理自然附着在文件之上。文件环境信息是证实文件原始性、真实性的基本要素。有了这些要素，文件本身的意义才能体现，才可以作为凭证。在电子文件的环境信息中，元数据的作用非常重要。元数据是关于文件的背景信息和结构的数据。文件保管元数据是关于电子文件背景的描述信息。元数据的作用是确认文件的真实性和凭证

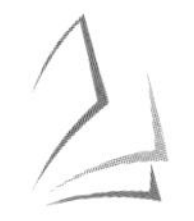

性，是电子文件著录信息的重要构成，便于检索文件。

（三）维护文件信息的真实性

电子文件在生成、运行和处理过程中，由于其技术特性，在安全上会受到一些潜在的威胁，如信息因被非法更改使其原始性受到破坏、计算机病毒的侵害、网络黑客的破坏等。为此，在电子文件的管理中应采用权限设置、加密、防计算机病毒的软件等各种安全防范的技术来保证其信息安全，从而维护电子文件信息的真实性。

第二节　音像文件的处理

音像文件是指通过照相、摄像或录音设备制作的记录和反映公务活动的文件材料，包括照片文件、录音文件和录像文件。在现代公务活动中，音像文件成为一种常用的信息记录方式。医科单位中有许多现代科技专业性很强的机构，其专业活动亦有很强科技专业性，其照片文件、录音文件和录像文件较多，并与公务活动中产生的同类信息记录文件联结在一起。因此，在医科单位中，对音像文件的处理与保存非常重要。音像文件与纸质文书的区别在于：纸质文书主要用于对工作、情况等进行说明、记叙和阐述，其伴随人们的工作连续不断地形成，既是办理公务的工具，又是处理问题的依据。因此，一经形成就需要进入运转和处理程序，而且参与文书处理的人员众多；而音像文件主要用于记载公务活动的某些场合的情况，是一种记录、传达或宣传的手段，一般由专门的人员负责制作，形成之后即视为处理完毕，不需要进入文书的运转程序。在公务活动中，常常同时形成纸质文书和音像文件，因而两者之间在内容上存在密切联系。在文件管理工作中，有必要采取一定的方法处理好两者的关系。

一、照片文件的处理

照片文件是运用摄影技术记录人们工作活动情况所形成的静态图片，包括以胶片为载体的传统照片文件和以计算机磁盘为载体的数码照片文件，其中数码照片文件属于电子文件。

（一）照片文件的形成过程

照片文件是在社会组织的一些重要活动中形成的。例如，召开重要会议，上级领导前来视察，以及外事、基建、生产、科研、宣传、教育、表彰等重要活动，都会形成一些照片文件。照片文件的形成场所是公务活动现场，制作人员通常是单位专门的或指定的摄影人员，记录载体是感光胶片，制作手段是专用的摄影器材。无论底片还是照片，都是以影像方式记录公务活动的现场情况。异于纸质文件的是，照片文件的形成时间、地点、制作者、背景情况等许多相关信息不能直接反映在底片和照片上，而这些信息对于日后的整理、检索、保管、查考利用照片都非常重要。因此，在照片拍摄完毕或制作出底片和照片后，拍摄人员应将有关的拍摄情况写成简短的文字说明，以佐证照片的形成过程。

（二）照片文件的构成

根据上述照片文件的形成过程可知，传统照片文件是由底片、照片、说明词三个部分所构成的一个整体。

1. 底片

底片是摄影人员在现场拍摄时，影像感光于胶片之上，经冲印后形成的记录载体。这是照片文件中最原始的材料，是制作照片的依据，是照片文件中需要重点保护的部分。底片分为原始底片和翻版底片。

（1）原始底片是照片在形成过程中最初产生的底片。为防止损坏，原始底片一般不外借。

（2）翻版底片是为了保护原版底片而制作的复制品，因而又被称为复制底片，主要用于外借或补充原始底片的缺损。

2. 照片

照片是通过底片洗印而成的图片，其直观地再现被拍摄物体的形象，是照片文件查阅、利用的主体。

3. 说明词

说明词是对照片所反映的事由、时间、地点、人物、背景及摄影者等情况的简短文字介绍，是照片文件内容及形成信息的书面化形式，对文件管理人员和利用者解读照片档案的内容具有重要作用。说明词是照片文件不可分割的组成部分，在形成或制作过程中必须编写。

作为档案保存的数码照片，在结构上除了原始的图像及其元数据外，也需要编写说明词，标明照片所反映的事由、时间、地点、人物、背景、摄影者等情况备查。

（三）照片文件的制作程序

1. 拍摄准备

一般而言，重大活动都需要拍摄照片留作记录。而一个单位的重大活动往往是被列入计划、预先安排确定的。为了保证拍摄工作的顺利和拍摄质量，单位的办公室、秘书部门或有关业务部门，应在事先将活动的时间、地点、参加者、内容、重要性等情况与摄影部门或人员沟通，使其做好相应的准备。

拍摄人员应在拍照之前到现场了解场地、灯光、拍摄位置等情况，拟定拍摄方案。

2. 选择照片

现场拍摄任务完成后，摄影人员应及时冲印底片和照片，并进行筛选。被保留的照片应是被拍摄主体清晰、能够反映现场活动的本质和特点、具有凭证作用的一系列照片。

筛选照片主要从三方面着眼。

（1）对画面基本相同的照片，应选择最具有代表性、画面质量最优者保存。

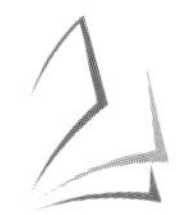

（2）对在内容上未能反映活动的本质或特点、不具有保存和利用价值的照片，不保存。

（3）对画面因拍摄技术问题出现模糊不清、被摄主体遮挡严重等的照片，应予剔除。

3．编写说明词

对于予以留存的照片，拍摄者或承办单位应编写说明词，作为今后查考的依据材料。编写说明词的要求如下。

（1）以照片的自然张为单位编写。如果是一个活动形成的一组照片，可将总体情况编写一套总说明词。

（2）说明词由事由、时间、地点、人物、背景、摄影者和编号 7 个要素组成，文字要简洁，一般不超过 200 字。

（3）总说明词置于本套照片的最前面，单张照片的说明词置于照片的正下方或左右侧。

（4）说明词要分段横写，其格式如图 5－1。

照片号/底片号：　　　　　　　　　　拍摄时间：
文字说明：事由、地点、人物、背景、摄影者、编号

图 5－1　说明词格式

（5）成套的数码照片应该编写总说明词，简要介绍活动的情况。每张照片下则需要按照 6 个要素写明具体情境。

（四）照片文件的整理

1．分类

照片文件的管理要求底片和照片分别存放。照片文件形成后，需要对底片和照片进行分类。

（1）底片的分类。底片有 3 种分类方法。①按照规格尺寸分类；②按照年度或历史时期分类；③按照内容分类，如会议、活动、项目、产品、事件等。对于底片数量较少的单位，也可以不分类，按收到底片的先后顺序进行流水编号。

（2）照片的分类。照片一般采用年度—内容、性质、主题或专题的分类法进行分类。在分类时应注意保持每项活动照片的成套性，不要将其分散。有的照片也可以与相关文件的分类方法一致。如果照片数量不多，则不必分类，只需要以一项活动为单位进行系统排列即可。

数码照片的分类方法与传统照片的分类方法基本相同，按照年度—内容、专题、事件分类，建立文件夹，如 2019 年 × ×大学 × ×护理学院校友会归档的数码照片，按照活动专题建立“工作研讨会”“校友交流”“院史研究”等文件夹；当“工作研讨会”类中包含若干个会议时，可以按照会议的时间顺序再建立下个层次的文件夹。

2．编号

为了保持照片文件各个组成部分之间的联系，便于查找利用，对每套照片文件均应

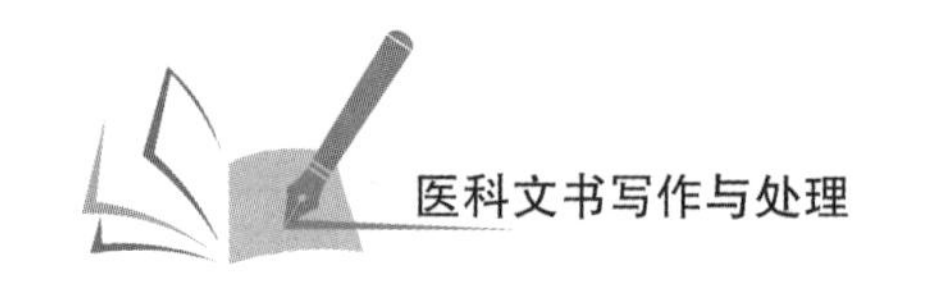

给予一个总号，然后，对该套当中的各张再分别编号；对一套照片文件的底片、照片和说明词应该编制同一个号码。例如，一套照片文件的总号为1，该套中各张的编号则是1－1、1－2、1－3……而1－1、1－2、1－3等是底片、照片和说明词的共同编号。

各类别数码照片的编号宜采取总号—分号的编号方法。例如，上述2009年××护理学院校友会“工作研讨会”类的照片编号为2019－1，“1”为总号；下个层次的文件夹，依次为：2019－1－1、2019－1－2……2019－1－1文件夹中的每张照片的编号依次为：2019－1－1－1、2019－1－1－2……

3. 存放与编目

照片文件的存放方式是：底片单独存放，照片和说明词一起存放。

（1）底片放在底片夹中保存，并按照存放顺序在胶片乳剂面的右上角编底片号；由于底片被保存在纸袋中，要在纸袋外面同时写明底片号。底片号编制完成后，登记底片目录。底片目录的登记项目包括分类号、底片号、原照片文件号、照片内容、拍摄时间、地点和备注等。

（2）照片与说明词可以一起存放在相册中，也可以与相关的文书保存在一起。对一套照片应集中按一定顺序排列。一份照片应保存两张。一张备查，另一张存档。排列完毕后，填写照片文件卷内目录和备考表。

（五）照片文件的保管

保管照片文件应注意控制库房的温湿度。保存底片适宜的温湿度为：温度13～15℃，相对湿度35%～45%；保存照片适宜的温湿度为：温度14～24℃，相对湿度40%～60%。同时，注意防火、防尘、防污染、防霉变。

（六）照片文件的归档

照片文件在归档前应该进行鉴定和整理，组成案卷，经档案部门检查合格后，履行交接手续，移交档案部门保存。

1. 照片文件的移交

应根据归档制度，由文秘部门或承办部门按时将照片文件移交给档案部门保存。

2. 照片文件的归档范围

凡是反映本单位工作活动，具有查考利用价值的照片文件均应归档。底片、照片和说明文字应一同归档。其具体归档范围如下。

（1）本单位在公务活动中形成的具有凭证和参考价值的照片。

（2）领导人或著名人物参加机关、地区重大公务活动的照片。

（3）反映本地区重大事件、自然灾害及异常现象的照片。

（4）本单位向有关部门提出要求而组织拍摄或征集的照片。

（5）与本单位其他载体档案有密切联系的照片。

（6）外单位形成、反映本机关工作活动的照片或者经本机关选用的照片。

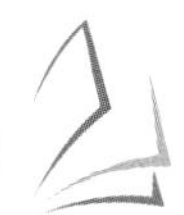

二、录音、录像文件的处理

（一）录音、录像文件的两种形式

1. 声音和动态图像记录

声音和动态图像记录为采用录音和摄像的方法在磁性材料上录制单位工作活动情况所形成的声音和动态图像记录。这种记录在形成之后，需要利用音像视听设备收听和观看。

2. 数字化信息

采用数码摄像技术拍摄单位工作活动情况并成像于磁盘上的数字化信息，为数字化信息。数字化信息属于电子文件，须借助计算机设备才能识读。与照片文件区别在于：录音、录像文件通常也在单位的一些重要活动中形成，是专门的或指定的录音、摄像人员使用专用器材在现场录制完成。与照片文件区别还在于：录音、录像文件采用的是磁记录技术，其现场的声音和图像存储于磁性介质上，因而在录制完成后必须通过视听设备才能识读。

（二）录音、录像文件的制作程序

1. 录制前的准备

当机关安排重大活动而需要录制音像材料时，办公室、秘书部门或有关业务部门要事先通知录制部门，安排录制人员，并准备所需器材。

2. 编辑加工

录音、录像文件在制作手法上分为纪实性和制作性两种类型。通常情况下，纪实性的录音、录像文件不需要编辑加工；而制作性的录音、录像文件则需要根据宣传、教育等目的及拍摄方案等进行剪裁、合成等编辑加工。

3. 整理文字材料

为了便于识别、保存和查找录音、录像文件，录制人员或承办部门在文件制作完成后，应将其形成的时间、地点、背景、主题、讲话者或主要人物、时间长度、录制人等情况书写成简短的文字材料，粘贴于录音、录像文件的封套上，或置于其包装盒中。对录音、录像文件的录制和编辑方案、解说词等文字材料，应收集齐全，与录音、录像文件统一整理，分别保管。

（三）录音、录像文件的整理

1. 分类和编号

录音、录像文件可以采取“年度—内容、专业、专题”的分类方法。记录同一项活动的若干盘磁带应保持成套性。

录音、录像文件一般以一盘或一盒为一个保管单位；对于成套的录音、录像文件应首先编制总号，然后再给该套中的各盘（盒）编制保管单位号。

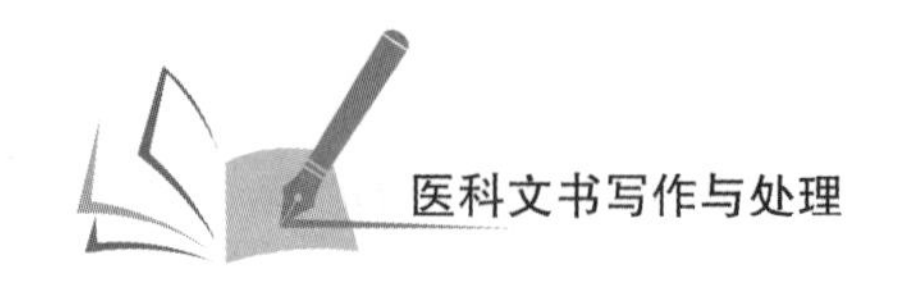

2. 登记

录音、录像文件应按照类别进行登记。录音、录像文件的登记项目主要包括类别、总编号、保管单位号、文件题名、报告人、录制单位、录制日期、录制长度、相关案卷号、备注等。

（四）录音、录像文件的保管

1. 专用装具

录音、录像文件应使用防尘、密封性能优良的包装盒包装；为防止周围磁场对磁记录材料的影响，最好购置专用防磁柜储藏录音、录像文件。

2. 远离磁场

不具备防磁装具或设备时，应避免在录音、录像文件的保管场所放置电动机、电视机、变压器等设备，或避免将录音、录像文件存放在这类电器附近，防止磁场对磁记录信号的破坏。

3. 适宜的温湿度

保管录音、录像文件的适宜温度是 15～25 ℃，相对湿度应保持在 45%～60%。

4. 正确的存放方式

录音、录像文件应采取竖放的存放方式，不应平放保存。这样可使录音、录像文件受力均匀，避免磁带变形。

（五）录音、录像文件的归档

1. 归档范围

凡是反映本机关工作活动，具有凭证和查考利用价值的录音、录像材料，均应归档（具体范围与照片文件相同），由机关的档案部门保存和提供利用。

2. 归档时间

录音、录像文件采取录制完毕后随时归档的方式。因此，录制人员或承办部门应在录制活动完成后，及时对录音、录像文件进行整理、编写文字说明或收集相关的文字材料，在登记之后移交给档案部门。

3. 质量验收

档案部门在接收录音、录像文件之前要对其进行收听和观看，以检查录音、录像文件的技术质量状况。声音及图像模糊不清、信息内容无法识别的录音、录像文件，应予剔除。在质量验收时，还须对登记项目进行逐一核对。

录音、录像文件的数量、质量经单位档案部门检查、清点无误后，交接双方应履行移交手续，完成文件的归档。

三、光盘文件的处理

光盘文件是指利用激光扫描技术，将文字、图像文件信息转换为数码影像，存储于光盘上所形成的文件。光盘文件具有海量存储、快速检索和远距离传输的特点。目前，

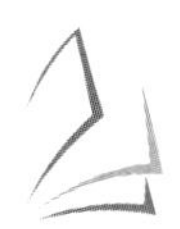

光盘文件主要是对原始文件信息提供集成化存储和快捷利用，从而有效地保护原始文件，并能够更为广泛地发挥文件的作用。

（一）光盘文件的形成过程

在公务活动中形成的纸质文件、录音、录像文件等，为了方便阅读、观看或者出于宣传教育的需要，将其刻录成为光盘文件。为此，光盘文件的形成首先要有保证图像还原清晰、质量良好的激光扫描设备。同时，要先建立适合检索需要的文件信息检索系统。在文件扫描完成后，应对扫描质量进行检查，并标明光盘文件的作者、内容和时间。

（二）光盘文件的保管

光盘文件的载体主要是化学合成材料，虽然其化学稳定性比较好，便于存储，但是潮湿、灰尘、有害气体等还是会对其造成损害。为此，光盘文件的保管的注意事项如下。

（1）使用光盘时，应防止摩擦、划伤、折损，保护表面涂层，避免数据丢失。

（2）光盘文件应使用防尘、密封性能优良的包装盒包装，并将其放置在防磁、防潮、防静电的专用装具中保存。

（3）在一般情况下，光盘文件只是代替原始文件提供利用，还不能取代原始文件的证据作用。因此，当原始文件制成光盘后，其原始文件应继续保留，不得销毁。

主要参考书目

[1] 陈洪山. 公务文书写作指南 [M]. 北京：电子工业出版社，2021.

[2] 淳于森泠，冯春，祝伟. 公文写作 [M]. 北京：北京大学出版社，2019.

[3] 尚德机构学术中心. 公文写作与处理 [M]. 北京：清华大学出版社，2019.

[4] 王振. 公文写作实战秘籍：笔杆子谈写材料 [M]. 北京：清华大学出版社，2020.

[5] 徐苑琳. 图解公文写作：要领、范例及图示说明 [M]. 北京：清华大学出版社，2020.

[6] 学公文. 公文写作从入门到精通 [M]. 北京：北京大学出版社，2019.

[7] 岳海翔，舒雪冬. 公文写作范例大全：格式、要点、规范与技巧 [M]. 北京：清华大学出版社，2018.

[8] 张浩. 新编现代应用文书写作大全 [M]. 北京：北京工业大学出版社，2016.